Baja En Carbohidratos

Recetas de Superalimentos/ Libro de Cocina
(Recetas de Clase Mundial de Alrededor del
Mundo)

Sirio Vega

Publicado Por Daniel Heath

© **Sirio Vega**

Todos los derechos reservados

Bajo En Carbohidratos: Recetas de Superalimentos/ Libro de Cocina (Recetas de Clase Mundial de Alrededor del Mundo)

ISBN 978-1-989808-16-0

Este documento está orientado a proporcionar información exacta y confiable con respecto al tema y asunto que trata. La publicación se vende con la idea de que el editor no esté obligado a prestar contabilidad, permitida oficialmente, u otros servicios cualificados. Si se necesita asesoramiento, legal o profesional, debería solicitar a una persona con experiencia en la profesión.

Desde una Declaración de Principios aceptada y aprobada tanto por un comité de la American Bar Association (el Colegio de Abogados de Estados Unidos) como por un comité de editores y asociaciones.

TABLA DE CONTENIDO

Parte 1 1

Introducción 2

La Dieta Baja En Carbohidratos: Una Visión General............ 4

La Dieta Baja En Carbohidratos: Los Beneficios.................. 8

La Dieta Baja En Carbohidratos: Claves Y Trucos Para Comenzar Esta Dieta... 11

La Dieta Baja En Carbohidratos: Comida Recomendada 14

La Dieta Baja En Carbohidratos: Comida Que Hay Que Evitar 20

Desayuno.. 23

Tortilla De Brócoli Y Zanahoria 23

Panqueque De Calabaza Especiada 26

Batido Cremoso De Bayas... 28

Tortitas De Coliflor.. 30

Gachas De Coco Y Almendra 32

Huevos Revueltos Con Calabacita 34

Waffle Crujiente De Almendras... 36

Granola De Cacao Y Avellana.. 38

Omelettes De Kale 40

Desayuno De Arándanos Y Coco.. 42

Batido Verde De Aguacate... 44

Bolitas De Canela Y Arándano 46

Ensalada De Espinaca Y Ajo Con Huevo Escalfado............. 48

Rollo De Fresas 50

Almuerzo 53

Ensalada De Pollo Y Fresas 53

Cazuela De Calabaza Espagueti 55

Bolitas De Carne De Cordero 58

Ensalada De Setas Roja Y Verde 60

Pollo Con Col 62

Camarones Salteados Con Vegetales 64

Pay De Carne Y Almendras 66

Ensalada Cruda De Kale Y Mango 69

Tofu Revuelto Al Minuto 71

Vegetales En Salsa De Anacardos 73

Cazuela Con Jitomate Y Queso 75

Barra De Pavo Con Naranja 77

Tazón De Lechuga Con Pollo Y Piña 79

Rollo De Espinaca Con Salmón Y Queso 81

Cena 84

Pimientos Rellenos De Queso 84

Fideos De Calabacita Salteada 86

Sopa De Camarones Y Tomate 88

Filete De Ternera Con Espárragos 90

Pollo Con Lima Y Ajo 93

Pizza De Coliflor Con Queso Fundido 95

Salmón Horneado Con Limón 97

Calabaza Asada Con Kale 99

Filete De Lomo De Cerdo A La Pimienta 101

Caldo De Cola De Buey Con Kale 103

Pollo Sabroso A La Parrilla 105

Brochetas De Camarones Al Tomate 107

Tortitas De Atún Con Salsa De Limón 109

Salmón Frito Con Pesto Verde 112

Aperitivos 115

Chips De Calabacita 115

Melocotón A La Parrilla 117

Coliflor Con Queso A La Parrilla 119

Crujientes De Queso 121

Preparado De Aguacate Y Canela 123

Ensalada De Frutas Con Chile 125

Conclusión 127

Parte 2 128

Introducción 129

Consejos Útiles Para Dietas Bajas En Carbohidratos: 130

Capítulo 1 - Recetas Para Un Desayuno Bajo En Carbohidratos 131

Muffins De Jamón Con Huevo Y Espinacas 131

Instrucciones 131

Sartén Para El Desayuno 133

Cazuela Para El Desayuno 135

Cazuela Picante Para El Desayuno 135

Muffins De Pavo 138

Wrap Bajo En Carbohidratos Para El Desayuno 140

Muffins De Queso Y Salchichas Para El Desayuno 141

Cazuela De Desayuno De Salchicha De Pavo 142

Capítulo 2 - Recetas Bajas En Carbohidratos 144

Sopa De Coliflor Y Queso Cheddar 144

Quiche De Hongos 146

Sopa De Calabaza Y Salchicha 148

Sopa Cremosa De Champiñones 151

Quiche Mexicano Picante 152

Sopa De Coliflor Y Zanahoria 154

Sartén De Pollo 154

Sopa De Pollo Baja En Carbohidratos 157

Salteado De Pollo 158

Sopa Cremosa De Pavo Y Champiñones De Cocción Lenta
.... 160

Sopa De Boda Italiana En Olla De Cocción Lenta 161

Curry De Pavo 164

Capítulo 3 - Recetas Bajas En Carbohidratos 165

Sopa De Pollo Y Chile Verde 165

Sartén De Pavo Para Cenar 168

Chuletas De Cerdo Glaseadas 171

Sopa De Espárragos 173

Sopa De Brócoli Y Queso 176

Sopa Cremosa De Aguacate 177

Sopa De Pollo Y Repollo Picante 179

Cazuela De Atún Con Ejotes 182

Sopa Cremosa Sudoeste 185

Parte 1

Introducción

Los carbohidratos, proteínas, grasas, frutas y otros vegetales son elementos comunes en nuestra comida diaria, y se piensa que ofrecenuna mezcla balanceada de nutrientes para tener buena salud. Sin embargo, es importante calcular la porción correcta de cada tipo de nutriente en nuestro platillo, porquede no hacerlo, la inflamación, malestar al estómago y cansancio se harán presentes. Esto eventualmente, más que darte beneficios, solo llevará a intoxicar el organismo.

Generalmente, las personas consumen una gran porción de carbohidratos en sus comidas, con la idea de que es una fuente importante de energía para su cuerpo.Sí, esto es cierto, los carbohidratos son como combustible para el cuerpo en las actividades diarias por su capacidad de ser transformados en glucosa, una molécula en el cuerpo de fácil transformación y asimilación, y que es reconocida como fuente indispensable de energía. Por eso, cuando se dice que los carbohidratos son una fuente básica de energía, tendrás claro de que es verdad.

Por otra parte, si tu meta es la pérdida de peso, debes de tener necesariamente un plan efectivo relacionado a tus hábitos alimenticios. Éste libro te ofrece una breve explicación de la *Dieta Baja en Carbohidratos*, que es un tipo de hábito alimenticio novedoso, o mejor dicho, un cambio de estilo de vida, que restringe el consumo de carbohidratos en tu cuerpo. Este plan no se trata sobre abandonar toda comida o platillo que te guste, sino más bien comer lo que quieres pero en la porción correcta. La *Dieta Baja en Carbohidratos*te enseña a comer más sano, ayuda a que remuevas el exceso de grasa en tu cuerpo, y limpia tu sistema digestivo.

En los siguientes capítulos, aprenderás más sobre esta dieta. Complementado con la explicación de cómo funciona, los impactos directos en tu cuerpo, y una lista de comida sugerida, éste libro será una importante guía para que te inicies en la *Dieta Baja en Carbohidratos*sin dudas.

Implementa la *Dieta Baja en*

*Carbohidratos*en tu vida para estar saludable, mantenerte delgado y ¡sexy!

La Dieta Baja en Carbohidratos: Una visión general

La *Dieta Baja en Carbohidratos*es un método dietético que se enfoca en el consumo extremadamente reducido de carbohidratos. En esta dieta, reducirás el pan, el arroz, la pasta y el alcohol de tus menús. Esta disminución de carbohidratos necesitarás compensarla con un aumento en el consumo de proteína y grasas como fuentes de energía.

El propósito del consumo reducido de carbohidratos es forzar al cuerpo a utilizar las grasas como fuente principal de energía. Como se explicó antes, los carbohidratos de los alimentos se transforman en glucosa, ubicándolos como principalesproveedores de energía. Pero, si el consumo de carbohidratos es muy bajo, el cuerpo automáticamente tendrá escasez de glucosa. Esta condición, también llamada cetosis, es un proceso natural en el organismo para sobrevivir cuando hay poco aporte de energía. Como respuesta, el hígado descompone las grasas en el cuerpo para convertirlas en cetonas, que luego son utilizadas como fuente de energía sustituta.

Se espera así que, al reducir el consumo de carbohidratos de forma continua, el exceso de grasa en el cuerpo pueda ser utilizado como fuente de energía y consecuentemente, el peso corporal disminuyapoco a poco hasta que alcances tu ideal. Pero el proceso no termina ahí. Una vez que alcances ese peso ideal, la tarea es mantenerlo y seguir consumiendo pocos carbohidratos y grasas en altas proporciones, eso sí, reconociendo bien qué grasas se pueden consumir.

Las fuentes naturales de grasas como la carne, el pescado, el huevo, la leche, las nueces, la aceituna y el aguacate son las mejores opciones. Estos alimentos proporcionan un contenido balanceado de grasas saturadas y no saturadas. La comida que debe evitarse es la del tipo procesado, ya que contiene grasas sintéticas y conservadores. Además, son alimentos que pasan por un proceso a altas presiones que rompen sus nutrientes y reducen su valor.

A parte de las grasas, la *Dieta Baja en Carbohidratos* también involucra a las proteínas, que bajo un consumo moderado, facilitan el metabolismo corporal. Como resultado, se quemarán más calorías de lo habitual, llevando también a una pérdida regulada de peso. Por otro lado, el contenido proteico de la comida contribuye a la saciedad, lo que evitará la tentación de comer más comida de forma innecesaria.

Debido a que la *Dieta Baja en Carbohidratos* puede provocar estreñimiento entre sus efectos secundarios, las frutas y vegetales son altamente recomendados durante esta dieta. Hay que mencionar que estos alimentos son muy altos en fibra, además contienen vitaminas excelentes para el sistema inmunológico. Sin embargo, hay que prestar atención sobre qué frutas y vegetales deben consumirse, ya que algunas son altas en azúcares (carbohidratos).

7

La Dieta Baja en Carbohidratos: los beneficios

Aplicar la *Dieta Baja en Carbohidratos*no solo te entrenará a tener mejores hábitos alimenticios. Restringir los carbohidratos en tu alimentación diaria y reemplazarlos por grasas y proteínas te aportarán diversos beneficios para tu cuerpo:

- Mantiene el cuerpo saciado por más tiempo y reduce los antojos.

  El gran error de la mayoría de los métodos dietéticos es la dificultad de alcanzar la saciedad y deponer alto a los antojos por comida altamente calórica. La proteína que es utilizada como sustituto de los carbohidratos en esta dieta, provoca que las hormonas del intestino den aviso al cerebro de estar saciados más pronto. Esta saciedad es de larga duración (mayor a la que genera la misma cantidad de carbohidratos), así que no tendrás antojos, sobre todo de aquellos no saludables.

- No se necesita contar las calorías.

  Aplicando esta dieta, no necesitas

ocuparte en contar las calorías de tus comidas, esto, porque al reducir el consumo de carbohidratos automáticamente se reducirá el aporte de calorías a tu organismo. Hay que recordar que la *Dieta Baja en Carbohidratos*se concentra en el consumo de comida entera como pescado, carne, vegetales y nueces; estos alimentos reducen las calorías de tu cuerpo mientras lo mantienen satisfecho.

- Se logra perder peso considerablemente.

  Debido a que el consumo bajo de carbohidratos reduce automáticamente el aporte de calorías al cuerpo, la pérdida de peso se logra fácilmente. Además, el exceso de grasa que está almacenada en el cuerpo y se utiliza con esta dieta, ayuda a perder algunos kilos y reducir tallas en el abdomen.

- Mantiene la sensibilidad a la insulina y acelera los procesos digestivos.

  Debido a que el consumo de carbohidratos es extremadamente

reducido, el aporte de azúcar al cuerpo también se reducirá de forma automática. La insulina también disminuirá y habrá mejor tolerancia a la glucosa. A parte de esto, el consumo de vegetales bajos en carbohidratos asegurará que obtengasuna muy buena cantidad de fibra. Todo esto, hará que tu sistema digestivo funcione mejor.

- Reduce la presión sanguínea.

  La proteína consumida en esta *Dieta Baja en Carbohidratos*mejora los vasos sanguíneos del cuerpo, lo que resulta en la reducción de la presión sanguínea.

La Dieta Baja en Carbohidratos: Claves y trucos para comenzar esta dieta

A continuación se incluyen varias estrategias que te ayudarán a comenzar y mantener la *Dieta Baja en Carbohidratos*en tu vida.

- Consume tres comidas saludables y 2 bocadillos ligeros adicionales por día.
  Dale a tu estómago un consumo regular de alimentos para evitar pasar mucha hambre. Y es que si te ocurre esto comerás todo lo que tengas enfrente, y muchas veces sin considerar el aporte nutritivo de lo que consumas.

- Restringe tu consumo de carbohidratos a 20 g por día.
  Idealmente, el consumo de carbohidratos debe incluir de 12 a 15 g de vegetales. Selecciona los mejores alimentos bajos en carbohidratos para tu dieta.

- Consume proteína suficiente en cada platillo.
  Consumir de 3 a 4 onzas (85-113 g) de proteína en cada porción es bueno porque ayuda a perder peso y a la

formación de músculo.

- Incluye grasas en cada comida.
  Además de que la grasa aporta un rico sabor a la comida, también ayuda al cuerpo a absorber ciertas vitaminas. Siempre agrega grasas a tus bocadillos de carbohidratos, por ejemplo, brócoli al vapor con queso.
- Bebe dos litros de agua diariamente.
  El agua es lo mejor para todo tipo de tratamiento, incluidas las dietas. La *Dieta Baja en Carbohidratos*recomienda beber al menos 2 litros (u 8 vasos) de agua cada día. Beber mucha agua también previene la deshidratación y condiciones de la piel como las arrugas.
- Ten cuidado con los carbohidratos ocultos.
  Cuando estés de compras, no olvides revisar y leer bien las etiquetas, especialmente en la sección de condimentos. Cuando comas en un restaurante, escoge el aderezo más saludable y pide que coloquen las salsas a un lado. Asimismo, no tengas

duda en preguntar sobre el contenido de lo que has ordenado.

La Dieta Baja en Carbohidratos: Comida recomendada

En el siguiente apartado se enlistan los alimentos permitidos en la *Dieta Baja en Carbohidratos.*

Vegetales reducidos en carbohidratos:

- Espárrago
- Arúgula (rúcula)
- Alcachofa
- Bok choy (pak choi, cardo chino, acelga china)
- Brócoli
- Coles de bruselas
- Pimientos
- Brotes de bambú
- Repollo
- Coliflor
- Apio
- Collard greens (berza, col berza)
- Acelgas
- Achicoria (escarola)
- Pepinos
- Berenjena
- Endibia (endivia)
- Hinojo
- Col rizada (kale, berza)

- Lechuga
- Puerros
- Champiñones
- Aceitunas
- Ocra (okra, gombo, abelmosco)
- Cebolla
- Perejil
- Calabaza
- Rábano
- Calabaza espagueti (squash, cabello de ángel)
- Calabaza o zapallo de verano
- Espinacas
- Jitomate
- Nabos
- Calabacita (calabacín)

Carnes reducidas en carbohidratos:
- Puerco
- Cordero
- Res
- Pollo
- Pavo
- Ternera
- Aves (ganso, pato, codorniz y gallina)

Mariscos y pescados reducidos en carbohidratos:

- Todo el pescado
- Camarones
- Cangrejos
- Almejas
- Cangrejos de río
- Langosta
- Mejillones
- Ostiones
- Vieiras (concha abanico, callo de hacha)
- Calamar

Lácteos y otros productos animales reducidos en carbohidratos:
- Huevos
- Crema batida
- Crema 50% (Mezcla de crema entera y crema ligera en partes iguales).
- Yogurt griego natural
- Crema ácida entera
- Leche de almendras sin azúcar

Quesos reducidos en carbohidratos:
- Yogurt griego
- Queso cheddar
- Queso crema
- Queso feta
- Queso mozzarella
- Queso parmesano

- Queso ricota
- Queso Edam

Frutas reducidas en carbohidratos:
- Manzana
- Aguacate
- Albaricoque
- Moras
- Arándanos rojos y azules
- Limón
- Lima
- Naranja
- Durazno
- Pera
- Frambuesas
- Uvas rojas
- Fresas
- Sandía

Grasas y aderezos reducidos en carbohidratos:
- Mantequilla
- Mayonesa
- Aceite de oliva
- Aceite de coco
- Aceite de aguacate
- Aceite vegetal
- Aderezo a la italiana

- Aderezo césar

Nueces y semillas reducidas en carbohidratos:

- Almendras
- Nueces
- Avellanas
- Nueces de macadamia
- Pacano (pecán)
- Piñones
- Pistachos
- Semillas de calabaza
- Semillas de girasol
- Semilla de linaza
- Semillas de ajonjolí
- Mantequilla de almendras
- Mantequilla de cacahuate

Bebidas cero carbohidratos:
- Agua
- Té sin azúcar
- Café sin azúcar

Proteína de soya vegana y reducida en carbohidratos:
- Leche de soya
- Tofu tradicional
- Tofu suave
- Tempeh
- Granos de soya

Hierbas y especias reducidas en carbohidratos:
- Todas las hierbas y especias

Otros:
- Vinagre blanco
- Vinagre balsámico
- Vinagre de vino tinto
- Vinagre de arroz
- Salsa de soya
- Mostaza
- Chips de col rizada
- Hojuelas de coco
- Pepinillos
- Harina de almendra
- Harina de coco

- Cacao en polvo libre de azúcar

La Dieta Baja en Carbohidratos: Comida que hay que evitar

A continuación se incluye una lista de los alimentos prohibidos en la *Dieta Baja en Carbohidratos.*

Alimentos con granos y azúcar:
- Trigo
- Centeno
- Avena
- Arroz
- Maíz
- Cebada
- Mijo
- Bulgur
- Sorgo
- Trigo sarraceno (alforfón)
- Quinua
- Papa blanca
- Pasta
- Pan
- Pizza multigrano
- Galletas

Azúcar y otros dulces:
- Azúcar de mesa
- Jarabe de agave
- Helados
- Pastelillos
- Pudin endulzado

Cerdo y pescado de granja

Alimentos procesados

Endulzantes artificiales:
- Splenda
- Sustituto de azúcar "Equal"
- Aspartame
- Acesulfame
- Sucralosa
- Sacarina

Aceites y grasas refinados:
- Semilla de algodón
- Cártamo
- Canola
- Maíz
- Semilla de uva
- Margarina

Leche

Alcohol y bebidas dulces:
- Cerveza
- Vino dulce

- Cocteles

Frutas:
- Mango
- Papaya
- Plátano
- Uvas
- Mandarina

Aditivos:
- Glutamato monosódico (MSG)
- Carragenina
- Sulfitos

Desayuno

Tortilla de brócoli y zanahoria

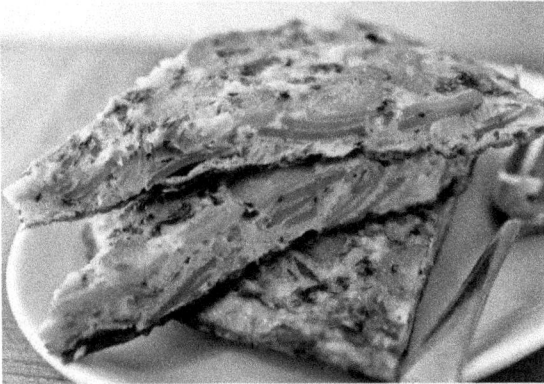

Suave, cremoso y con sabor a queso. Es la mejor forma de describir este delicioso desayuno. El queso extra en esta tortilla le aporta un toque exquisito que nadie puede resistir. Además, las zanahorias y el brócoli ofrecen vitaminas y fibra excelentes para empezar el día. Dale rienda suelta a tu creatividad agregando tus ingredientes favoritos a esta receta, como espinacas, champiñones o tofu. Prueba con los que más te gusten.

Porciones: 2
Tiempo de preparación: 25 minutos
Ingredientes:
-   4 huevos orgánicos

- ¼ de cdita. de pimienta negra
- 3 cditas. de aceite de oliva
- ½ taza de cebolla picada
- 2 zanahorias medianas
- 1 taza de brócoli troceada
- 2 cucharadas de queso rallado

Procedimiento:

1. Pelar y cortar las zanahorias en palitos (en juliana). Reservar.
2. Precalentar el horno a 180°C (355°F).
3. En un bol grande, agregar los huevos.
4. Sazonar con pimienta y batir bien.
5. En la estufa, precalentar una sartén (que también pueda utilizarse en horno) a fuego medio y colocar un poco de aceite de oliva.
6. Una vez que esté caliente, agregar la cebolla y saltear hasta que esté transparente y aromática.
7. Ahora, agregar las zanahorias y el brócoli, y nuevamente saltear hasta que los vegetales se cocinen.
8. Incorporar el huevo al sartén y girarlo un poco a modo de que el

huevo se expanda en toda su superficie.

9. Retirar el sartén del fuego, esparcir queso en toda la superficie y colocar el sartén en el horno previamente encendido.

10. Hornear por unos 20 minutos o hasta que el huevo esté listo.

11. Una vez transcurrido el tiempo, retire el sartén del horno y sirva caliente.

12. ¡Disfrute!

Panqueque de calabaza especiada

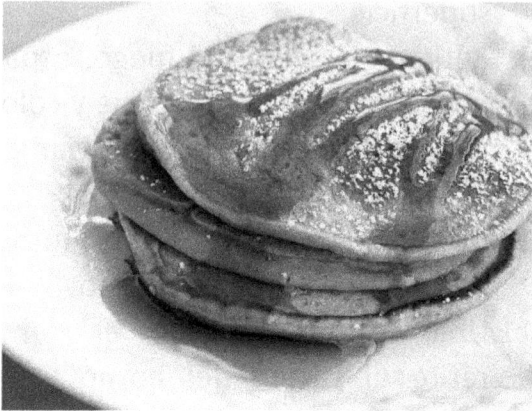

Los panqueques son la comida favorita de casi todos para el desayuno. Además de prácticos, también son deliciosos. La calabaza es excelente para un panqueque bajo en carbohidratos porque es un tipo de verdura alta en nutrientes y reducida en calorías. Para mejores resultados, separar la yema y clara en esta preparación. Bata la clara hasta que se suavice y luego agréguela a la masa justo antes de cocinar el panqueque. El panqueque estará suave y esponjoso.

Porciones: 2

Tiempo de preparación: 20 minutos

Ingredientes:

- 3 cdas. de puré de calabaza

- ½ taza de harina de almendra
- 1 cdita. de canela en polvo
- ¼ cdita. de jengibre
- ¼ cdita. de pimienta Tabasco (pimienta de Jamaica, pimienta gorda)
- 3 cditas. de aceite de oliva
- 2 cdas. de leche de almendras
- 1 huevo orgánico

Procedimiento:

1. Coloque todos los ingredientes en un bol y mezcle con batidora de mano hasta que todo se incorpore bien.
2. Precaliente un sartén a fuego medio y rocíele spray para cocinar.
3. Sirva unas tres cucharadas de la masa en el sartén para cocinar un panqueque.
4. Gire el panqueque y continúe cocinándolo hasta que ambos lados estén ligeramente oscuros.
5. Coloque las piezas listas en un traste para servir y repita el procedimiento hasta terminar la masa restante
6. ¡Disfrute!

Batido cremoso de bayas

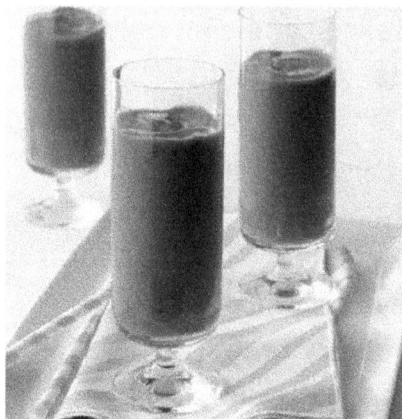

Tanto niños como adultos adoran esta bebida. No solo aporta buena energía, sino que también ofrece practicidad. Puedes servir este batido y tomarlo mientras vas camino a la escuela o a la oficina. Otro beneficio de beberlo de forma regular es que tu piel se hará más suave y sedosa. Esto, porque las bayas son una fuente importante de vitaminas y antioxidantes que son buenas para la piel.

Porciones: 2

Tiempo de preparación: 5 minutos

Ingredientes:

- 1 taza de leche de almendras
- 1 taza de yogurt natural
- ¼ de taza de fresas

- ¼ de taza de arándanos azules
- ¼ de taza de moras
- ¼ de taza de frambuesas

Procedimiento:

1. Coloque las fresas, arándanos, moras y frambuesas en una licuadora.
2. Agregue la leche de almendras y el yogurt hasta que todo esté suave.
3. Divida la mezcla y sirva inmediatamente en dos vasos.
4. ¡Disfrute!

Tortitas de coliflor

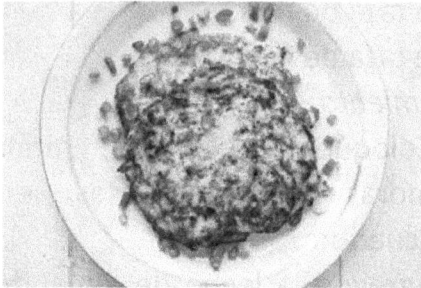

Este platillo es muy amigable comodesayuno bajo en carbohidratos. Cubre las necesidades de vitamina y fibra sin aportar calorías innecesarias. Crujiente por fuera y tierno por dentro, una opción que deleitará tus sentidos cada mañana. Puedes agregar pimienta negra adicional para acentuar el sabor o también una cucharadita de chile rojo en hojuelas si tu gusto es más picante.

Porciones: 2

Tiempo de preparación: 5 minutos

Ingredientes:

- 1 taza de coliflor troceada
- ½ taza de cebolla picada
- 1 cdita. de ajo en polvo
- 2 huevos orgánicos
- 1 cda. de aceite de oliva

Procedimiento:

1. Coloque la coliflor en un bol (que pueda ser utilizado en microondas) y calentar en "alto" por aproximadamente 2 minutos hasta que se ablande. Dejar enfriar.
2. Utilizando la parte plana de una cuchara, presione la coliflor hasta que se rompa y mezcle.
3. Rompa los huevos en otro recipiente.
4. Agregue el ajo y la cebolla picados al huevo y revuelva.
5. Incorpore la coliflor y mezcle bien.
6. Precaliente un sartén a fuego medio y agregue aceite de oliva.
7. Una vez que esté bien caliente, coloque y disperse de forma homogénea la mezcla sobre la sartén.
8. Cocine hasta que esté firme y gire para cocinar el otro lado. Deje ambos lados ligeramente dorados.
9. Sirva en un plato y disfrútelo caliente.

Gachas de coco y almendra

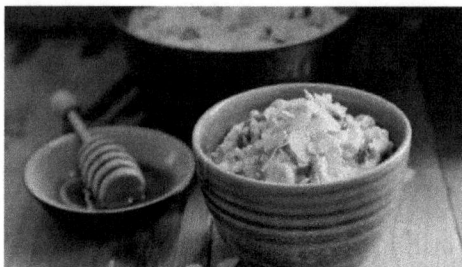

La mayoría de la gente dice que las gachas (hojuelas remojadas) hacen que el hambre regrese pronto tras comerlas, esto, porque es un platillo que contiene una gran proporción de agua. Pero esta receta es diferente, está hecha de almendras, coco, mantequilla y huevos. Todos estos ingredientes son una excelente fuente de energía que también aporta una saciedad prolongada, mucho más que lo normal. Agrega algunas coberturas para mejorar el sabor de este platillo, por ejemplo, la nuez de macadamia tostada o anacardo son buenas alternativas. A parte, puedes también agregar fruta fresca... combinará perfecto.

Porciones: 2

Tiempo de preparación: 10 minutos

Ingredientes:

- ½ taza de harina de almendra
- 1 taza de leche de almendra
- ½ taza de agua
- 2 huevos orgánicos
- 1 cda. de mantequilla
- 3 cditas. de leche de coco
- 2 cdas. de almendras fileteadas tostadas.

Procedimiento:

1. Coloque la harina de almendras en una olla pequeña y luego vierta la leche de almendrasy el agua. Mezcle hasta incorporar todo.

2. Lleve a fuego lento-medio hasta que espese. Después retire del fuego.

3. Inmediatamente agregue los huevos batidos y vuelva a colocar en la estufa.

4. Caliente a fuego medio y una vez espeso, agregue la mantequilla y la leche de coco. Mezcle bien.

5. Coloque la mezcla en un plato para servir y luego espolvoreé almendras fileteadas en su superficie.

6. Disfrute caliente.

Huevos revueltos con calabacita

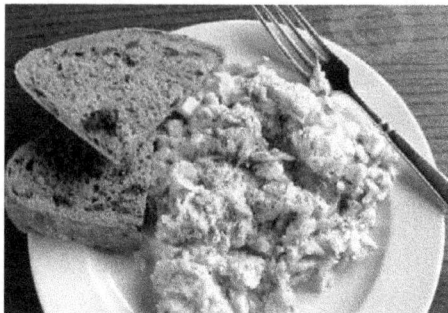

Este platillo es una muy buena idea para incorporar calabacitas a tu comida. Además los huevos, de consistencia suave y esponjosa, son incluidos en muchos métodos dietéticos, y comerlos de forma regular es muy aceptable. Disfruta este rápido desayuno para las mañanas ajetreadas y empieza el día lleno de entusiasmo y energía.

Porciones: 2

Tiempo de preparación: 10 minutos

Ingredientes:

- 4 huevos orgánicos
- 2 cdas. de mantequilla
- ½ taza de calabacita (calabacín) cortada en cubos
- 4 cdas. de crema espesa
- ¼ cdita. de pimienta

- 2 cdas. de cebollín (cebollino) picado

Procedimiento:

1. Rompa los huevos en un tazón.
2. Agregue la crema y sazone con pimienta. Bata bien la mezcla y reserve.
3. Coloque una sartén para freír antiadherente a fuego medio. Agregue la mantequilla
4. Cuando esté la mantequilla derretida, agregue las calabacitas y el cebollíny a continuación salteé hasta que se cocine bien con la mantequilla.
5. Agregue la mezcla de los huevos y revuelva inmediatamente para que todo se combine.
6. Continúe calentando y mezclando hasta que el huevo esté firme pero suave.
7. Coloque en plato para servir y disfrute inmediatamente.

Waffle crujiente de almendras

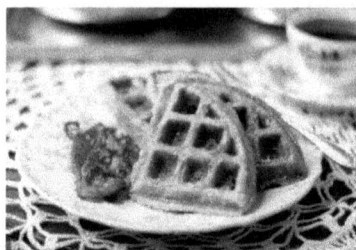

Este tipo de waffle es crujiente por fuera y suave por dentro, lo que lo convierte en la comida favorita de muchos. Comerlo como aquí te decimos es delicioso, pero de igual forma puedes agregar canela, vainilla o cacao sin azúcar a la masa y su sabor será inmejorable. Otro punto a favor de este platillo es que puedes prepararlo y luego congelarlo, y cuando quieras consumirlo solo lo descongelas y colocas al microondas por 30 segundos. Estará tan suave como al inicio.

Acompañar este platillo con un té sin azúcar es una grandiosa idea para empezar el día. ¡Disfrútalo!

Porciones: 2

Tiempo de preparación: 15 minutos

Ingredientes:

- 3 huevos orgánicos
- ½ taza de harina de almendra

- 3 cditas. de harina de coco
- 3 cditas. de semilla de hemp/cáñamo
- 2 cdas. de agua
- 3 cditas. de mantequilla derretida

Procedimiento:

1. Rompa los huevos en un tazón separando las claras de las yemas. Bata las claras hasta que espumen moderadamente. Reserve.

2. A continuación, bata bien las yemas y agregue la harina de almendra, las semillas de cáñamo y la harina de coco.

3. Agregue el agua y la mantequilla derretida a la mezcla de las yemas y mezcle bien.

4. Precaliente la wafflera y mientras espera, incorpore las claras a la última mezcla y revuelva bien.

5. Cocine según las indicaciones de su aparato. Coloque en un platillo para servir.

6. ¡Disfrute!

Granola de cacao y avellana

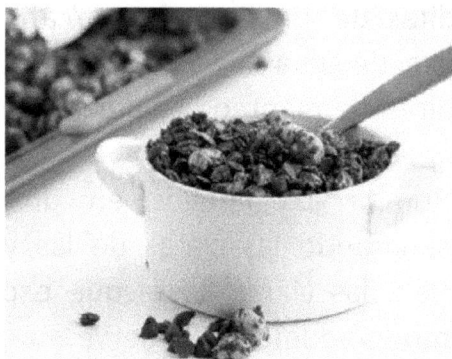

Este desayuno no solo es sencillo de hacer, también espráctico para comer y para almacenar, ya que puede guardarse una porción mayor e irla consumiendo. Como con los cereales, agregar una taza de leche sobre la granola es una deliciosa forma de comerla, aunque también puedes tenerla como un aperitivo nutritivo. Una variante de esta granola es agregarle nuez de macadamia, anacardo, almendras u otras nueces reducidas de carbohidratos.

Porciones: 2

Tiempo de preparación: 20 minutos

Ingredientes:

- ½ taza de avellanas picadas
- 1 ½ cdas. de harina de semilla de linaza
- 1 cda. de cacao en polvo

- 1 cda. de mantequilla
- 1 cda. de aceite de aguacate
- 2 cdas. de chocolate troceado sin azúcar

Procedimiento:

1. Precaliente el horno a 148°C (300 °F) y recubra una bandeja con papel para horno.
2. Coloque las avellanas picadas en un tazón y agregue la harina de linaza y el cacao. Mezcle bien.
3. Precaliente una cacerola a fuego bajo y coloque la mantequilla, el aceite de aguacate y el chocolate. Revuelva bien hasta que todo se derrita.
4. Vierta la mezcla líquida sobre la preparación de avellanas y remueva para combinar todo.
5. Coloque esta mezcla sobre la bandeja empapelada y distribuya homogéneamente.
6. Horneé por 15 minutos hasta que esté crujiente y retire del calor.
7. Coloque en tazón para servir y disfrútelo.

Omelettes de Kale

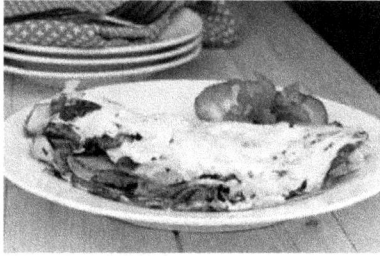

El omelette es un desayuno clásico consumido en todo el mundo. Lleva huevo como ingrediente principal y permite todo tipo de ingredientes en sus variantes. Esta receta utiliza el kale (col rizada) para aportar nutrientes adicionales. Sin embargo, se pueden incluir otros ingredientes de tu refrigerador tales como: espinaca, champiñones, puerros, carne molida, entre otros. Dale rienda a tu creatividad y prueba con esta receta para tu desayuno.

Porciones: 2

Tiempo de preparación: 10 minutos

Ingredientes:

- 4 huevos orgánicos
- ½ cdita. de pimienta
- 1 cdita. de mantequilla
- 1 taza de kale picada
- 2 cdas. de queso rallado

Procedimiento:

1. Rompa los huevos en un tazón.
2. Sazone con pimienta y bata hasta que el huevo haga espuma ligera.
3. Precaliente una sartén antiadherente a fuego medio y coloque la mantequilla.
4. Cuando derrita la mantequilla, agregue el kale y salteé hasta cocinar bien.
5. Retire el Kale y reserve en un traste.
6. Regrese la sartén al fuego y coloque la mezcla de huevos.
7. Cocine hasta que esté medio firme y agregue el kale.
8. Espolvoreé el queso rallado y termine de cocerlo. Doble la torta a modo de media luna.
9. Gire por ambas caras hasta que adquiera un tono dorado ligero y el huevo quede bien firme.
10. Coloque en platos para servir y disfrutar inmediatamente.

Desayuno de arándanos y coco

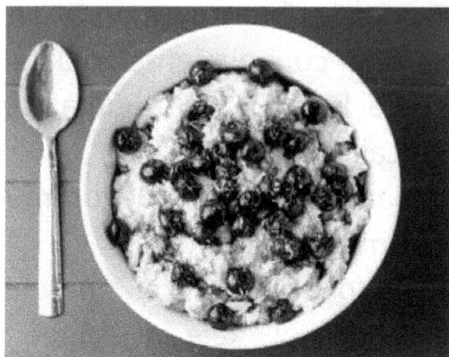

A muchos nos gusta lo sabroso del coco. Este tipo de receta está elaborada con coco natural. Sin incluir procedimientos complicados de cocina, este desayuno es una buena opción para los amantes del coco. Puedes probarlo como aquí se sugiere, aunque también puedes agregar ingredientes adicionales como frutas frescas o nueces.

Porciones: 2

Tiempo de preparación: 12 minutos

Ingredientes:

- ½ taza de coco rallado
- 2 tazas de leche de coco
- 1 cda. de harina de coco
- 1 cda. de mantequilla
- ½ taza de arándanos azules frescos

Procedimiento:

1. Coloque el coco rallado sobre el fondo de una sartén a fuego medio.
2. Cocine por unos minutos. Remueva y procure remover para que no se queme.
3. Vierta la leche de coco y siga mezclando.
4. Agregue la harina de coco y mantenga revolviendo hasta que se espese.
5. Justo antes de retirar la sartén de la estufa, agregue mantequilla y revuelva.
6. Coloque el preparado en un tazón para servir y esparza arándanos azules en la superficie.
7. Sirva y disfrute caliente.

Batido verde de aguacate

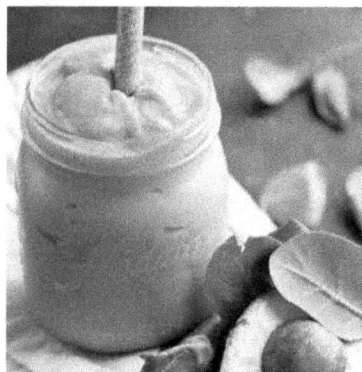

Con la mezcla correcta de ingredientes, un vaso de batido puede ser una poderosa bebida para el desayuno. Contiene vitaminas, minerales y proteínas que requerimos para nuestro metabolismo diario. Además, los ingredientes son una gran fuente de antioxidantes que reducen el riesgo de enfermedades graves. Mezcla y combina frutas y vegetales frescos según tu gusto y disfruta una de las bebidas más nutritivas del mundo.

Porciones: 2

Tiempo de preparación: 5 minutos

Ingredientes:

- 1 ½ tazas de leche de almendras
- 1 taza de perejil
- 1 aguacate maduro

- 1 kiwi

Procedimiento:

1. Corte el aguacate por mitad y retire la semilla.
2. Saque la pulpa e introdúzcala en el vaso de licuadora.
3. Pele y corte el kiwi en cuartos y también introdúzcalo a la licuadora.
4. Agregue el perejil y luego vierta la leche de almendras.
5. Licúe hasta que se suavice todo y luego sirva en vasos.
6. ¡Disfrute!

Bolitas de canela y arándano

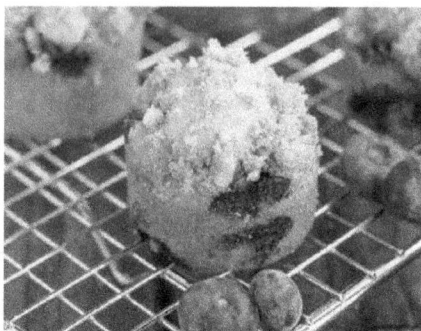

Este desayuno para llevar también puede ser un delicioso y nutritivo aperitivo. Coloca estos pequeños muffins en la lonchera de tus hijos para recargar energía en la escuela. Si no te gustan los arándanos azules, puedes sustituirlo por otras frutas frescas o nueces como alternativas.

Porciones: 2

Tiempo de preparación: 30 minutos

Ingredientes:

- 2 huevos orgánicos
- 4 cdas. de harina de coco
- 2 cdas. de mantequilla derretida
- ¼ de cdita. de canela
- 4 cdas. de agua
- ½ taza de arándanos azules frescos

Procedimiento:

1. Precaliente el horno a 162°C (325 °F) y engrase con spray de cocina 12 moldes pequeños para cocinar muffins. Reservar.
2. Rompa los huevos en un tazón.
3. Con la ayuda de un batidor de mano, batir bien los huevos hasta que se mezclen.
4. Agregue la harina de coco y la canela, luego incorpore la mantequilla derretida y el agua. Siga batiendo hasta que todo se mezcle.
5. Coloque los arándanos en otro tazón y macháquelos con un tenedor.
6. Agregue los arándanos a la masa y mezcle bien.
7. Vierta la masa en cada uno de los moldes y cocine por 20 minutos o hasta que las bolitas adquieran un color café ligero.
8. Una vez listas, retire del horno y colóquelas en una rejilla para que se enfríen.
9. Sirva y disfrute.

Ensalada de espinaca y ajo con huevo escalfado

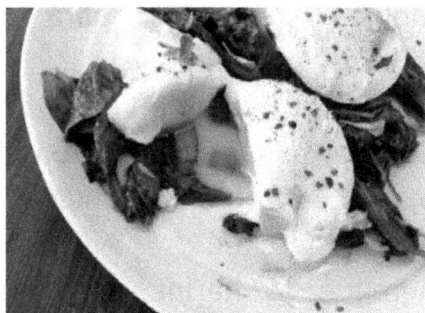

Cualquier tipo de vegetal es apto para esta receta. Por esta razón, no tienes por qué pensar tanto para preparar este desayuno. Eso sí, debes considerar que cada vegetal requiere un periodo de tiempo para ser cocinado, y estar atento para obtener el nivel de cocción deseado. Asimismo, la cocción del huevo es flexible según tus gustos, cocínalo por 6 minutos si te gusta medio cocido o hasta 10 minutos si lo prefieres firme.

Porciones: 2

Tiempo de preparación: 15 minutos

Ingredientes:

- 2 cditas. de aceite de oliva
- 2 huevos orgánicos
- 4 tazas de espinaca picada

- 2 cditas. de ajo en polvo
- 2 cditas. de leche de coco
- ¼ cdita. de pimienta

Procedimiento:

1. Ponga a escalfar los huevos y luego unte cada uno con aceite de oliva. Reserve.
2. Precaliente una sartén a fuego medio y luego vierta el aceite de oliva restante en su superficie.
3. Una vez caliente, agregue el ajo y salteé hasta que adquiera un tono dorado y aromático.
4. Agregue la espinaca y sazone con pimienta.
5. Bañe con la leche de coco y mezcle bien. No lo deje cocinando por mucho tiempo porque la espinaca se deshidratará fácilmente.
6. Transfiera esta preparación a un plato para servir y luego ponga los huevos sobre esta.
7. Consuma y disfrute inmediatamente.

Rollo de fresas

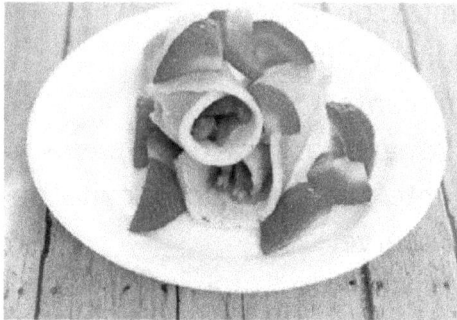

En ocasiones, solo se busca disfrutar de un sencillo pero delicioso desayuno. Indudablemente, este rollo te animará por su sabor. Puedes rellenarlo con las mezclas que desees. Arándanos azules, fresas, limón y piña pueden ser excelentes opciones. De igual manera, si lo comes tal como aquí se presenta te dejará muy satisfecho.

Porciones: 2

Tiempo de preparación: 20 minutos

Ingredientes:
- ½ taza de harina de almendra
- ½ taza de harina de coco
- ¼ de taza de leche de almendra
- 2 tazas de agua
- 2 huevos orgánicos
- 1 taza de fresas frescas

Procedimiento:

1. Coloque las harinas de almendra y coco en un tazón.

2. Agregue la leche de almendra y el agua. Bata para combinar.

3. Luego agregue los huevos y continúe mezclando.

4. Precaliente una cacerola a fuego medio y engráselo con aceite de oliva.

5. Vierta ¼ de taza de la masa en la cacerola y rótela un poco para que se distribuya bien sobre su superficie. Forme una lámina semidelgada (como una crepa) y cocine hasta que tome un color dorado ligero (cocido). Gírela para cocer el otro lado.

6. Lleve a un plato para servir y continúe el mismo procedimiento con la masa restante.

7. Ahora, ponga las fresas en un procesador y licúelas hasta que se suavicen.

8. Ponga una de las tortillas preparadas en una superficie plana y

empápela con este puré de fresas.

9. Enrolle y lleve a un platillo para servir. Repita con las tortillas restantes.

10. Sirva y disfrute inmediatamente.

Almuerzo

Ensalada de pollo y fresas

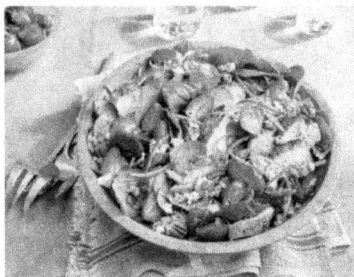

Esta ensalada te dejará fascinado desde el primer bocado. Escoge pechuga de pollo orgánico siempre que sea posible y consigue vegetales locales por su frescura y por ser más saludables. Si no hay fresas disponibles, puedes utilizar otras frutas de temporada. Para un mejor resultado, cocina el pollo con anticipación y agrega las frutas para el momento en que prepares la ensalada.

Porciones: 2

Tiempo de preparación: 30 minutos

Ingredientes:

- 450 g de pollo deshuesado
- 1 cdita. de pimienta
- 1 cda. de jugo de limón
- 1 cda. de aceite de oliva

- 1 taza de fresas rebanadas
- ½ taza de lechuga cortada

Procedimiento:

1. Espolvoreé la pimienta sobre el pollo y reserve.
2. Precaliente una sartén a fuego medio y caliente el pollo por unos 25 minutos, girándolo y asegurándose de que quede completamente cocinado por ambos lados.
3. Luego, coloque el pollo en una superficie plana para rebanarlo.
4. Vierta el pollo a un tazón para ensalada y agregue las fresas y la lechuga.
5. Chorreé aceite de oliva y jugo de limón, después remueva para combinar todo.
6. Sirva y disfrute inmediatamente.

Cazuela de calabaza espagueti

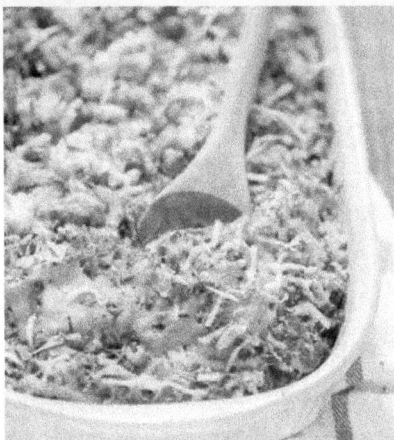

Sorprendentemente, la calabaza espagueti combina bien en una cazuela. Con un bajo contenido de almidones, este tipo de calabaza es una buena opción para la dieta baja en carbohidratos y puede disfrutarse sin causar sensación de pesadez. Como opción vegana, puedes sustituir la carne molida por champiñones, aunque si no tienes algo con qué sustituirla bien puedes comerla en su forma simple.

Porciones: 4

Tiempo de preparación: 60 minutos

Ingredientes:

- 900 g. de calabaza espagueti(squash)
- 1 ½ cditas. de aceite de oliva
- 450 g de carne molida

- 2 cdas. de cebolla picada
- ¼ de taza de pimiento en cubos
- ¾ de taza de jitomate en cubos
- 2 cditas. de ajo en polvo
- ½ cdita. de chile rojo en hojuelas
- 1 cda. de perejil picado

Procedimiento:

1. Precaliente el horno a 190°C (375°F) y prepare una bandeja para hornear.
2. Corte la calabaza espagueti en mitades y retire las semillas.
3. Coloque la calabaza sobre la bandeja y cocine por 40 minutos.
4. Una vez lista, retire del horno y deje enfriar.
5. Utilizando un tenedor, machaque la pulpa de la calabaza hasta que haga hilos. Reservar.
6. Cubra una cacerola con spray para cocinar y reserve.
7. Precaliente una sartén a fuego medio y vierta el aceite de oliva.
8. Una vez caliente, agregue el ajo y la cebolla, luego salteé hasta que estén cocidos y aromáticos.
9. Agregue la carne molida y revuelva

bien hasta que se cocine. Retire de la estufa.

10. Incorpore la calabaza a la sartén junto con los ingredientes restantes (pimiento, jitomate, chile y perejil) y mezcle bien.

11. Lleve a la cacerola y disperse homogéneamente.

12. Horneé por 20 minutos y cuando esté listo, retire del horno.

13. Sirva y disfrútelo.

Bolitas de carne de cordero

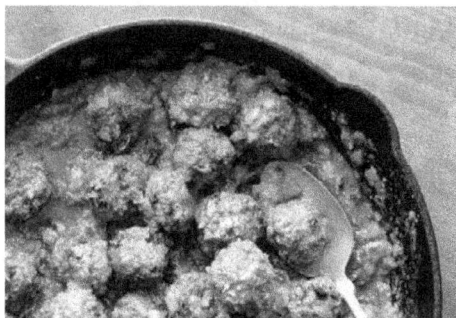

Hazle saber a la gente que cocinar un delicioso platillo no siempre es difícil. Puedes servir esta deliciosa preparación en menos de media hora. Hay quienes piensan que el cordero tiene un olor particular, sin embargo, esta receta prueba que el cordero puede liberar fragancias deliciosas. Agregar un poco de ralladura de limón es el secreto de este aroma tentador. ¡Disfrútalo!

Porciones: 2

Tiempo de preparación: 25 minutos

Ingredientes:

- 450 g de cordero molido
- 1 huevo orgánico
- 1 cdita. de ajo en polvo
- 1 cdita. de pimienta
- 1 cdita. de paprika

- 1 cda. de aceite de coco
- ½ taza de cebolla picada
- 1 cdita. de ralladura de limón
- ½ taza de leche de coco

Procedimiento:

1. Coloque el cordero en un tazón y agregue el huevo, el ajo, la pimienta y la paprika. Combine con ayuda de su mano.
2. Forme pequeñas bolitas y reserve.
3. Precaliente una sartén a fuego medio y vierta el aceite de coco.
4. Una vez caliente, agregue la cebolla y salteé hasta que se ponga transparente y aromática.
5. Agregue la ralladura de limón y vierta luego la leche de coco.
6. Incorpore las bolitas a la sartén y cocine hasta que pierdan su color rosado y la mitad de la leche haya sido absorbida por estas. Así sabrá que están listas.
7. Sirva en platos o guarde en su lonchera.
8. ¡Disfrute de este delicioso almuerzo!

Ensalada de setas roja y verde

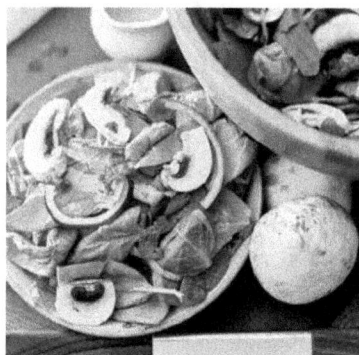

Las setas son una buena opción por ser libres de grasas, colesterol y gluten. Este ingrediente tan bajo en calorías puede ser consumido para el almuerzo o la cena. Combina las setas con vegetales para hacer de este platillo un superalimento; ya que proporciona nutrientes esenciales necesarios para activar el metabolismo. Puedes preparar esta ensalada tantas veces quieras sin dudarlo.

Porciones: 2

Tiempo de preparación: 20 minutos

Ingredientes:

-   450 g de setas cortadas
-   1 cda. de jugo de limón
-   ¼ de cdita. de ralladura de limón
-   2 cdas. de aceite de oliva
-   1 cdita. de ajo en polvo

- ¼ cdita. de pimienta
- ½ taza de jitomate picado
- 1 taza de lechuga picada

Procedimiento:

1. Coloque el jugo y la ralladura de limón en una cacerola y agregue el aceite de oliva, el ajo y la pimienta. Caliente a fuego lento.

2. Luego, agregue las setas y salteé hasta que se cocinen.

3. Llévelos a un tazón para servir e incorpore el jitomate y la lechuga. Remueva bien para combinar.

4. Sirva y disfrútelo.

Pollo con col

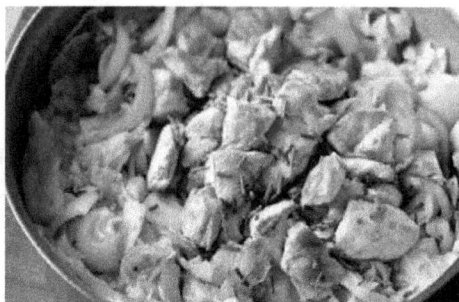

Este rápido pero delicioso almuerzo es disfrute de todos. Una ventaja que te llevará a amarlo es porque proporciona proteínas y vitaminas al mismo tiempo. No olvides que también contiene fibra, lo que te hará sentir saciado por más tiempo. Si deseas, también puedes agregar un huevo batido a la sartén justo antes de poner la col.

Porciones: 2

Tiempo de preparación: 20 minutos

Ingredientes:

- 225 g de pollo deshuesado
- 1 taza de col picada
- 1 ½ cditas. de aceite de oliva
- 1 cdita. de ajo en polvo
- ½ taza de cebolla picada
- ½ taza de caldo de pollo bajo en sodio
- ½ cdita. de jengibre

Procedimiento:

1. Precaliente una sartén a fuego medio y vierta aceite de oliva.
2. Una vez caliente, agregue el ajo y la cebolla, y saltéelos hasta que se cocinen y tornen aromáticos.
3. Pique el pollo y agréguelo a la sartén.
4. Sazone con jengibre y caldo de pollo.
5. Reduzca el calor y deje cocinar el pollo hasta que esté completamente cocinado (cuando desaparezca su tono rosado).
6. Incorpore la col picada y mezcle todo bien hasta que la col esté cocinada.
7. Lleve a platos para servirse y disfrútelo inmediatamente.

Camarones salteados con vegetales

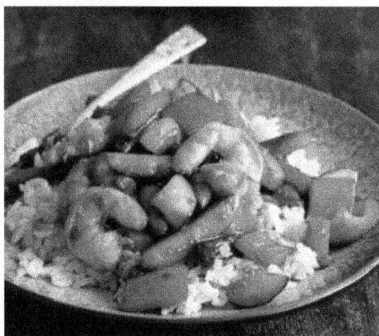

Los camarones siempre son ricos. Tienen un sabor peculiar digno de saborearse sin necesidad de ingredientes adicionales. Asegúrate de encontrar camarones frescos para mejores resultados, asimismo, no cocines los camarones por largo tiempo para que mantengan su sabor. Disfruta este delicioso platillo para recargarte de energía.

Porciones: 2

Tiempo de preparación: 10 minutos

Ingredientes:

- ¾ taza de camarones frescos
- ½ taza de pimiento verde picado
- ½ taza de pimiento rojo picado
- ½ taza de brócoli picada
- 1 ½ cditas. de aceite de aguacate
- ½ taza de cebolla picada

Procedimiento:

1. Pele los camarones y reserve.
2. Precaliente una sartén a fuego medio y agregue el aceite de aguacate.
3. Una vez caliente, agregue la cebolla y salteé hasta que esté transparente y aromática.
4. Agregue los ingredientes restantes y guise bien hasta que los vegetales estén cocidos y los camarones estén rosados.
5. Transfiera a platos para servir
6. ¡Disfrute!

Pay de carne y almendras

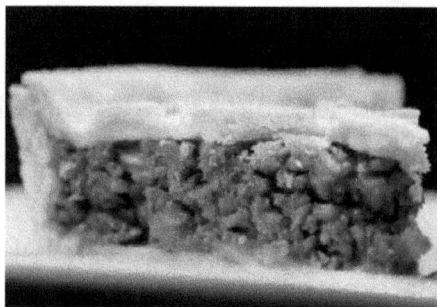

¡Pon a tu gente feliz con este delicioso pay! Esta es una receta perfecta para el almuerzo o la cena. La costra del pay está hecha de almendras, que son crujientes y sabrosas. Con el relleno de carne, este pay te ofrece un sabor al que no podrás resistirte. Aunque, si no tienes carne molida en tu refrigerador, puedes utilizar pollo, puerco o incluso hongos como alternativa. Tendrá un sabor tan bueno como la receta original.

Porciones: 2

Tiempo de preparación: 60 minutos

Ingredientes:

   Para la costra

- ½ taza de harina de almendras
- 1 ½ cdas. de harina de coco
- 3 cdas. de mantequilla
- 1 huevo orgánico

- 2 cdas. de agua
  Para el relleno:
- ½ taza de cebolla picada
- 1 cdita. de ajo en polvo
- 1 cda. de aceite de oliva
- 340 g de carne molida
- ½ cda. de orégano
- 2 cdas. de puré de tomate
- 4 cdas. de agua

Procedimiento:

1. Precaliente el horno a 177 °C (350 °F) y prepare una bandeja de hornear con papel para horno.
2. Precaliente una sartén a fuego medio y agregue aceite de oliva.
3. Agregue el ajo y la cebolla y saltéela hasta que se ponga transparente y aromática.
4. Ponga la carne en la sartén y sazone con orégano.
5. Incorpore el puré de tomate y el agua y luego mezcle bien.
6. Cocine hasta que la carne pierda su color rosado y retire del fuego.
7. Ahora, combine todos los ingredientes para la costra y

distribuya esta masa en un molde para pay. Deje una parte de masa para cubrir la parte de arriba del pay.

8. Presione bien la mezcla alrededor del molde.

9. Rellene con la mezcla de carne y cubra con la masa antes separada.

10. Coloque el pay en la bandeja de horneado y horneé por 40 minutos.

11. Una vez listo, remueva del horno y coloque en platillo para servir.

12. ¡Disfrútelo!

Ensalada cruda de Kale y mango

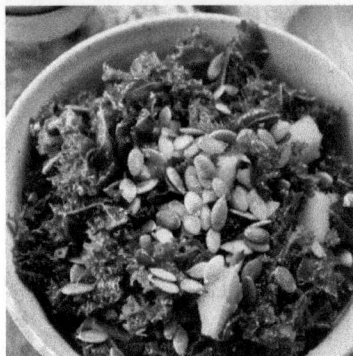

No hay nada más práctico que esta ensalada cruda. Más allá de su practicidad, esta ensalada aporta importantes nutrientes para tu organismo. Además, tanto el Kale (o col rizada) como el mango, son buenas fuentes de fibra, por lo que este platillo ayudará a mejorar tu sistema digestivo, reduciendo el riesgo de estreñimiento.

Porciones: 2

Tiempo de preparación: 5 minutos

Ingredientes:

- 1 taza de Kale (col rizada) picada
- 1 cdita. de chile rojo en hojuelas
- 2 cdas. de jugo de limón
- 3 cdas. de aceite de oliva
- 1 cdita. de canela

- ½ cdita. de pimienta negra
- 1 taza de mango en cubos

Procedimiento:

1. Coloque el kale y el chile en hojuelas en un tazón y esparza 1 cda. de jugo de limón.

2. Agregue el aceite de oliva y remueva suavemente hasta que el kale se suavice y curta.

3. Ahora, combine la otra cucharada de jugo de limón junto con la canela y la pimienta, y vierta todo esto sobre la ensalada. Remueva para combinar.

4. Adorne con el mango y disfrútelo de forma inmediata.

Tofu revuelto al minuto

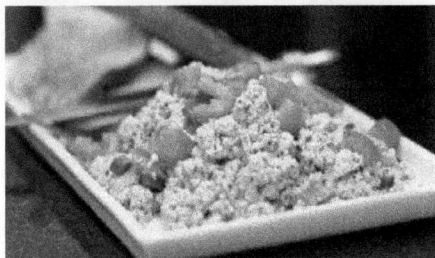

Como fuente de proteína vegetal, el tofu es una buena opción tanto para vegetarianos como no vegetarianos. Utiliza un tofu más bien firme (con poca agua) para esta receta. Esta receta se puede servir como se indica o también pueden incluirse otros ingredientes como champiñones o atún. También puedes agregarle otras especias para resaltar su sabor o adicionar un toque delicado como el curry o el chile.

Porciones: 2

Tiempo de preparación: 5 minutos

Ingredientes:

- 450 g de tofu firme
- ½ cdita. de cúrcuma
- ½ cdita. de comino
- ½ cdita. de paprika
- 2 cdas. de leche de coco
- ¼ cdita de pimienta negra

- 1 cdita. de aceite de aguacate
- 1 cdita. de ajo en polvo

Procedimiento:

1. Mezcle la cúrcuma con el comino y la paprika, luego incorpore la leche de coco a la mezcla.
2. Agregue la pimienta y reserve.
3. Precaliente una sartén a fuego medio y agregue aceite de oliva.
4. Una vez que caliente, agregue el ajo en polvo hasta que tome un color marrón claro y despida aroma.
5. Corte el tofu en pedazos pequeños y agréguelos a la sartén.
6. Con ayuda de una espátula, salteé el tofu hasta que comience a revolverse.
7. Cocine por unos minutos para asegurarse de que queda completamente cocinado y sazonado.
8. Lleve a platos para servir y consúmase caliente.

Vegetales en salsa de anacardos

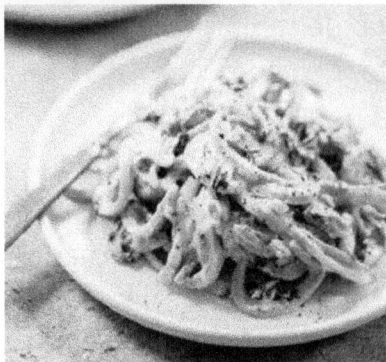

Esta receta solo se trata de cocer todas las verduras al vapor por un corto período y luego bañarlas de una salsa especial. Verifique bien las cantidades exactas para que su salsa quede perfecta en sabor y textura. Si desea agregar proteína animal a este platillo, puede añadir por ejemplo un huevo estrellado en su superficie.

Porciones: 2

Tiempo de preparación: 5 minutos

Ingredientes:

- ½ taza de germen de soya
- 1 taza de espinaca picada
- 1 taza de repollo picado
- 1 taza de pepino picado
- ½ taza de cubos de tofu fritos
  Para la salsa

- 1 taza de anacardo tostado
- ½ cdita. de tamarindo
- ½ cdita. de chile
- ½ taza de agua

Procedimiento:

1. Precaliente una olla vaporera y ponga a cocer alternadamente el germen de soya, las espinacas y el repollo. Coloque en plato para servir.

2. Ponga los anacardos, el chile y el tamarindo en una licuadora y agregue agua. Licúe hasta que esté todo bien incorporado y suave.

3. Agregue el tofu y el pepino en el plato servido y luego vierta la salsa de anacardo sobre la ensalada.

4. Sirva y disfrute inmediatamente.

Cazuela con jitomate y queso

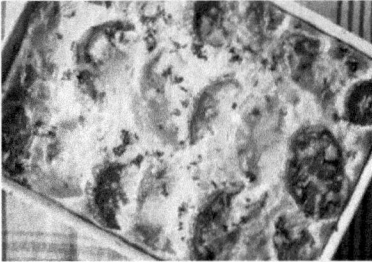

Esta cazuela es muy sabrosa y suave. Si no te gusta mucho el jitomate, puedes omitirlo e incluir otras opciones (hongos, pimientos, etc.). Para los amantes del queso, se puede agregar más queso rallado sobre su superficie y potenciarán su sabor.

Porciones: 4

Tiempo de preparación: 60 minutos

Ingredientes:
- 3 jitomates medianos
- 8 huevos orgánicos
- ¼ taza de leche de almendras
- 2 tazas de queso rallado
- ¼ cdita. de pimienta

Procedimiento:
1. Precaliente el horno a 190°C (375°F) y cubra una cacerola mediana con spray para cocinar.
2. Rompa los huevos en un tazón.

3. Agregue queso rallado al tazón y luego vierta la leche de almendras.
4. Sazone con pimienta y mezcle bien.
5. Vierta la mezcla sobre la cacerola y distribúyala uniformemente.
6. Corte los jitomates en rebanadas y colóquelos en la superficie.
7. Horneé por 30 minutos o hasta que el huevo esté cocido.
8. Cuando esté listo, retire la cacerola del horno y manténgala caliente.
9. Sirva y disfrute.

Barra de pavo con naranja

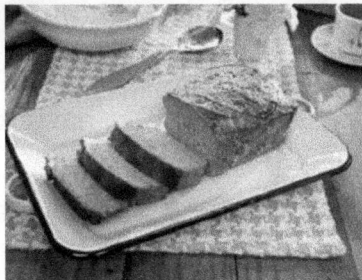

Esta barra de carne es una receta que no falla. Incluso si no tienes un procesador de alimentos, puedes prepararla sin problemas, eso sí, considerando que la textura no será tan suave como la original, pero su sabor será el mismo. Para mejorar su sabor puedes agregar otros ingredientes como zanahoria, brócoli o espinacas.

Porciones: 2

Tiempo de preparación: 30 minutos

Ingredientes:

- 450 g de carne molida de pavo
- ½ taza de jugo de naranja
- ½ cdita. de ralladura de limón
- ¼ de taza de harina de almendra
- 1 huevo orgánico
- 1 cdita. de ajo molido
- ¼ cdita. de pimienta

- ½ cdita. de nuez moscada

Procedimiento:

1. Coloque todos los ingredientes en el procesador y muela hasta que todo se combine.

2. Extienda un pliego de papel aluminio en una superficie plana, luego vierta la mezcla del pavo en esta.

3. Dé a la mezcla forma de tronco y luego comprima y envuelva fuertemente con la hoja de aluminio.

4. Precaliente una vaporera y ponga el rollo unos 40 minutos.

5. Una vez listo, retire de la vaporera y deje enfriar por unos minutos.

6. Desenvuelva el rollo y córtelo en rebanadas.

7. Coloque en un plato para servir o a la lonchera y disfrute de este delicioso almuerzo.

Tazón de lechuga con pollo y piña

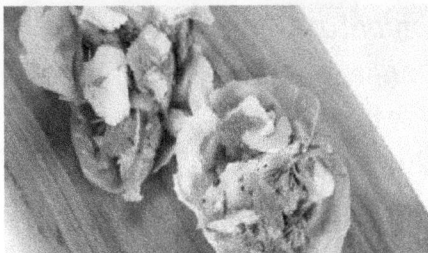

Te sorprenderás cuando sepas lo delicioso que es este platillo. El sabor del pollo combinado con la piña en una envoltura de lechuga te hará agua la boca. Para ahorrarte tiempo, puedes preparar una porción grande con anticipación y guardarlo en el refrigerador por hasta 4 días. Si sobra relleno también puedes utilizarlo para preparar un guisado o para arroz con coliflor frita.

Porciones: 2

Tiempo de preparación: 20 minutos

Ingredientes:

- 1 taza de carne molida de pollo
- 1 ½ cditas. de aceite de oliva
- ½ taza de piña cortada en cubos
- 1 cda. de cebolla picada
- 1 cdita. de pimienta negra
- ¼ taza de consomé de pollo bajo en sodio

- lechuga fresca

Procedimiento:

1. Ponga una sartén a fuego medio y vierta aceite de oliva.

2. Una vez caliente, agregue la cebolla y salteé hasta que se haga translúcida y aromática.

3. Incorpore la carne de pollo y sazone con la pimienta.

4. Adicione el consomé de pollo y mezcle bien.

5. Reduzca el calor y cocine hasta que el pollo absorba completamente el caldo de pollo.

6. Retire del calor y mézclelo con la piña.

7. Prepare la lechuga en un plato para servir y rellene varias hojas con el pollo cocinado.

8. ¡Disfrute!

Rollo de espinaca con salmón y queso

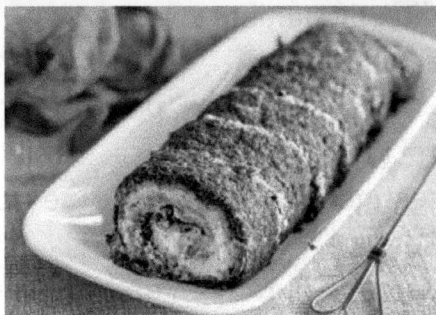

Este rollo contiene distintos nutrientes juntos. Por un lado, vegetales como la espinaca y el tofu (alto en proteína); luego, los huevos que aportan la proteína animal y el queso, que además adiciona grasas. Así, al preparar este platillo incorporamos muy buenos nutrientes a nuestro organismo. Si deseas, puedes bañar este rollo en salsa de jitomate casera para agregarle delicadeza.

Porciones: 2

Tiempo de preparación: 40 minutos

Ingredientes:

- 2 tazas de espinacas
- 900 g de tofu
- 3 huevos orgánicos
- 450 g de filete de salmón
- 1 taza de queso rallado

- ½ taza de cebolla picada
- ½ cdita. de pimienta

Procedimiento:

1. Precaliente una olla vaporera y cocine la espinaca por unos segundos o hasta que se suavice. Reserve.

2. Coloque el tofu en un procesador de alimentos y muela hasta que se suavice.

3. Combine el tofu con el huevo, el queso, la cebolla y la pimienta. Mezcle bien.

4. Extienda una hoja de papel aluminio en una superficie plana y vierta la espinaca sobre esta.

5. Distribuya la mezcla del tofu sobre la espinaca y luego agregue rebanadas de salmón como última capa.

6. Enrolle con cuidado y que quede bien apretado.

7. Coloque el rollo en una vaporera y cocine por unos 30 minutos.

8. Cuando esté listo, retire de la olla y deje enfriar.

9. Ya frío, desenrolle y corte en

rebanadas.

10. Coloque en platos para servir y disfrútelo.

Cena

Pimientos rellenos de queso

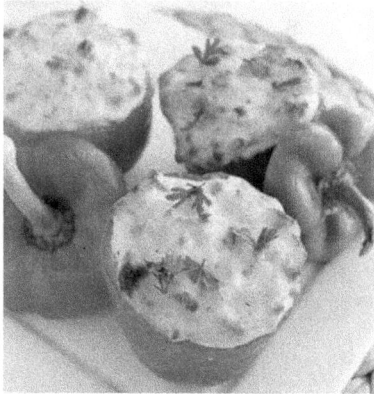

Este platillo no solo es saludable, sino que también es muy sabroso. Es muy útil cuando se necesita preparar una rápida y bonita cena. El relleno puede ser variable según tu gusto, sin embargo se recomienda buscar pimientos frescos y firmes para que el resultado sea el esperado.

Porciones: 3

Tiempo de preparación: 20 minutos

Ingredientes:

- 6 pimientos
- 1 taza de cebolla picada
- 2 cditas. de ajo en polvo
- 12 huevos orgánicos

- 2 tazas de leche de almendras
- 1 taza de queso mozzarella rallado
- ½ cdita. de pimienta

Procedimiento:

1. Precaliente un horno a 177°C (350 °F) y cubra una charola con papel para horno. Reserve.
2. Corte la punta de los pimientos y retire las semillas.
3. Rompa los huevos en un tazón.
4. Agregue la cebolla, el ajo y la leche de almendra. Mezcle bien y sazone con la pimienta.
5. Rellene cada pimiento con la mezcla anterior y luego espolvoree queso mozzarella para cubrirlo.
6. Acomode los pimientos en la charola para horno y lleve a cocinar por 20 minutos o hasta que el huevo esté listo.
7. Una vez listo, retire del horno y lleve a platos para servir.
8. ¡Disfrútelos!

Fideos de calabacita salteada

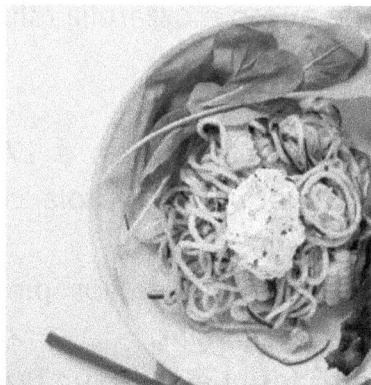

Los fideos normalmente son altos en carbohidratos, pero, ¿qué tal estos fideos? Quédate tranquilo comiendo este platillo tanto como quieras, ya que es muy saludable. Además, los huevos de codorniz en esta receta agregan beneficios como el aumento de la energía, estimulación del crecimiento y reducción de la presión sanguínea. Quizá te lleves algo de tiempo pelando los huevos, pero la exquisitez que obtendrás será incomparable.

Porciones: 2

Tiempo de preparación: 15 minutos

Ingredientes:

- 2 calabacitas (calabacines) medianas
- 6 huevos de codorniz cocidos
- 2 cditas. de aceite de oliva

- 2 cditas. de ajo molido
- 2 cdas. de cebolla picada
- ½ cdita. de pimienta

Procedimiento:

1. Corte las calabacitas por mitad y retire las semillas.
2. Utilizando un pelador en juliana, corte la calabacita en forma de fideo y reserve.
3. Precaliente una sartén a fuego medio y agregue aceite de oliva.
4. Cuando esté caliente, agregue el ajo y la cebolla. Salteé hasta que se tornen aromáticos y con tono ligeramente marrón.
5. Agregue los fideos de calabacita y los huevos, y sazone con pimienta.
6. Lleve a platos para servir y disfrute caliente.

Sopa de camarones y tomate

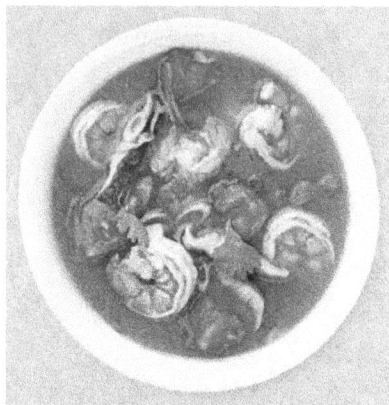

Para esta sopa, los camarones son mejores especialmente si son de gran tamaño; y el jitomate resaltará su sabor. Agregue un poco de chile si le gusta el picante y disfrute cuando está bien caliente. Puede incluir otros ingredientes a esta sopa, como: filete de pescado, calamar o cangrejo.

Porciones: 2

Tiempo de preparación: 30 minutos

Ingredientes:

- 450 g de camarones frescos
- 450 g de jitomate
- 3 cdas. de pimiento rojo picado
- 3 cdas. de albahaca picada
- 1 cdita. de ajo en polvo

- ½ cdita. de orégano
- 1 taza de consomé de pollo bajo en sodio

Procedimiento:

1. Precaliente el horno a 204°C (400°F) y prepare cacerola para hornear con papel aluminio.
2. Coloque los jitomates y hornéelos hasta que se desgarren y liberen pulpa.
3. Retire los jitomates y llévelos a una licuadora. Licúe bien hasta que todo se suavice.
4. Vacíe el puré de jitomate en una olla junto con el consomé y sazone con el pimiento, la albahaca, el ajo y el orégano. Lleve a hervir.
5. Cuando comience a hervir, reduzca la flama y agregue los camarones. Mantenga a fuego lento.
6. Cuando estén cocinados los camarones, lleve a platos para servir y disfrute bien caliente.

Filete de ternera con espárragos

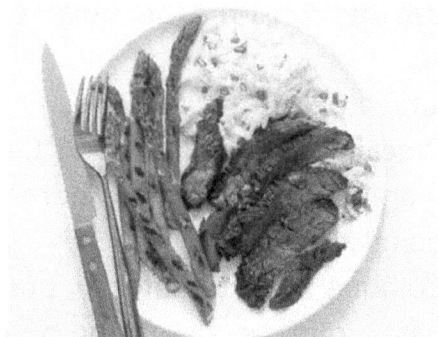

¿Por qué tener que ir a un restaurante elegante si puedes prepararte un sabroso bistec en tu acogedora cocina? Además, para esta receta casera, puedes verificar la calidad de la carne que vayas a utilizar, así como la porción que desees según tu programa dietético. No te preocupes: el sabor y la textura de esta carne son tan buenos como en el restaurante.

Porciones: 2

Tiempo de preparación: 20 minutos

Ingredientes:

- 450 g de solomillo (filete, lomo) de ternera
- ½ cdita. de pimienta
- 2 cdas. de jugo de limón
- 2 cdas. de aceite de oliva
- ¼ de taza de cebolla picada

- 450 g de espárragos picados
- ½ taza de jitomate cherry cortados a la mitad.
- ½ taza de hojas de menta picadas
- ½ taza de perejil picado

Procedimiento:

1. Precaliente una sartén o plancha a fuego medio.
2. Sazone el filete con pimienta y cocínelo hasta que alcance el punto deseado. Llévelo a un plato para servir y luego córtelo en rebanadas.
3. Por otro lado, caliente un horno a 218 °C (425 °F) y luego prepare una bandeja de horneado con papel aluminio. Reserve.
4. Ahora, mezcle el aceite de oliva, el jugo de limón y la cebolla en un tazón.
5. Agregue los espárragos, el jitomate cherry, las hojas de menta y el perejil y remueva para combinar.
6. Distribuya la mezcla de vegetales en la bandeja con aluminio y horneé por 12 minutos, hasta que el espárrago esté crujiente.

7. Para servir, coloque esta mezcla al lado del bistec y disfrútelo inmediatamente.

Pollo con lima y ajo

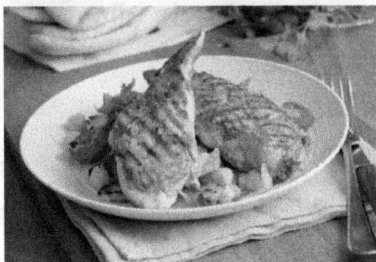

Si estás buscando una cena ligera y deliciosa, este pollo es tu mejor opción. Sazonado con lima y ajo, esta receta seguramente dejará tu lengua y estómago más que satisfechos. Con un poco de pimienta negra adicional, este platillo será una excelente alternativa para cerrar el día con tus seres queridos. Disfrútalo con vegetales asados para aportar fibra extra a tu ingesta.

Porciones: 2

Tiempo de preparación: 25 minutos

Ingredientes:

- 450 g de pechuga de pollo deshuesada
- ¼ cdita. de pimienta negra
- ¼ cdita. de pimienta de cayena (ají en polvo)
- 2 cditas. de ajo en polvo
- ¼ cdita. de tomillo

- 2 cdas. de mantequilla con sal
- 3 cditas. de aceite de oliva
- 2 limas frescas

Procedimiento:

1. Combine la pimienta negra, la cayena, el ajo y el tomillo en un tazón. Revuelva bien.
2. Frote el pollo con la mezcla y déjelo reposar 5 minutos.
3. Precaliente una sartén a fuego medio y vierta la mantequilla.
4. Coloque el pollo y salteé hasta que tome un color ligeramente oscuro. Asegúrese que queda completamente cocinado.
5. Corte las limas por mitad y exprima su jugo sobre el pollo.
6. Cocine por otros 5 minutos y luego lleve a un molde para servir.
7. Sirva y disfrútelo caliente.

Pizza de coliflor con queso fundido

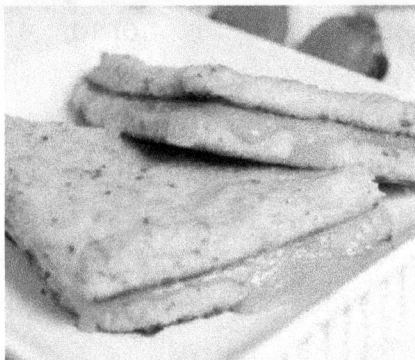

Lo básico de esta receta es el "arroz de coliflor". Si bien es algo bueno, también es cierto que algunos niños pueden rechazar su consumo. Esta pizza de coliflor es una buena forma para lograr que los niños disfruten más este vegetal, y con queso fundido, seguramente no podrán resistir probarla.

Porciones: 2

Tiempo de preparación: 40 minutos

Ingredientes:

- 2 racimos de coliflor
- 2 huevos orgánicos
- 1 taza de queso mozzarella rallado
- 1 cdita. de orégano
- 2 cdas. de cebolla picada
- ¼ de cdita. de pimienta

Procedimiento:

1. Precaliente un horno a 218°C (425°F) y prepare un recipiente apto para hornear con papel para horno.
2. Coloque la coliflor en el microondas a nivel medio por 2 minutos.
3. Lleve la coliflor a un procesador de alimentos y muela hasta que tome la textura de arroz.
4. Combine el arroz de coliflor con los huevos y sazone con orégano, la cebolla y pimienta. Mezcle bien.
5. Vierta la mezcla en el recipiente para hornear y extienda de manera uniforme.
6. Espolvoreé el queso mozzarella sobre la coliflor y horneé por 25 minutos, cuando el queso se haya derretido.
7. Ahora, retire del horno y coloque en una superficie plana.
8. Sirva y disfrute caliente.

Salmón horneado con limón

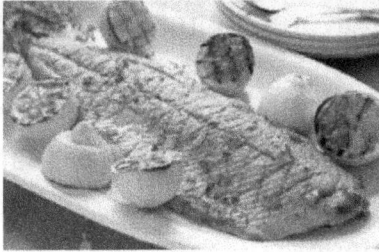

Este salmón es la cena más sencilla que puedes preparar, aunque su facilidad no está peleada con la delicadeza de este manjar. Con el jugo de limón adicional sobre el salmón, eliminarás el aroma característico del pescado, y así disfrutarás más de este delicioso platillo.

Porciones: 2

Tiempo de preparación: 30 minutos

Ingredientes:

- 1 ½ cditas. de aceite de oliva
- 450 g de filete de salmón
- ½ cdita. de pimienta negra
- 4 cdas. de mantequilla
- ¼ taza de jugo de limón
- 1 limón fresco

Procedimiento:

1. Precaliente un horno a 204°C (400°F) y engrase una bandeja para hornear con aceite de oliva.

2. Coloque el filete en la bandeja y espolvoreé pimienta en todo el pescado.

3. Corte el limón en rebanadas y acomódelo alrededor del salmón.

4. Agregue mantequilla en la parte superior del pescado y ponga a hornear por 30 minutos, hasta que el salmón esté opaco.

5. Una vez listo, retire del horno y disfrútelo de inmediato.

Calabaza asada con Kale

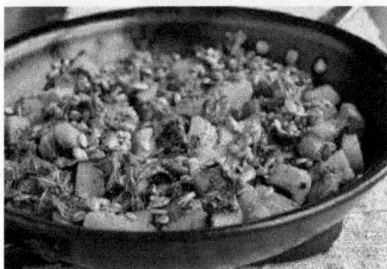

Simplemente corta esta calabaza y deja que el horno haga su magia. Este platillo es sorprendentemente delicioso. No solo es su sabor, la calabaza *butternut* (o también llamada en otros países como violín o cacahuete) contiene muchos nutrientes para el organismo. La combinación de esta calabaza con el kale crea una perfecta combinación que dejará satisfechos tu boca y estómago. Escoge un fruto firme para evitar que suelte mucho jugo y que se cocine bien.

Porciones: 2

Tiempo de preparación: 45 minutos

Ingredientes:

- 2 tazas de kale picado
- 2 tazas de calabaza *butternut* (violín, cacahuete)
- 3 cditas. de aceite de oliva

- ¼ cdita. de canela

Procedimiento:

1. Precaliente un horno a 218°C (425°F) y prepare una bandeja de hornear con papel aluminio.

2. Coloque la calabaza picada, luego agregue el aceite de oliva, la canela y revuelva bien para que se mezcle.

3. Horneé por 30 minutos o hasta que la calabaza esté blanda.

4. Retire la bandeja del horno y esparza el kale picado sobre la calabaza.

5. Vuelva a hornear por unos 10 minutos más o hasta que el kale se cocine.

6. Lleve a un plato para servir, procurando quede bien combinado.

7. ¡Disfrútelo!

Filete de lomo de cerdo a la pimienta

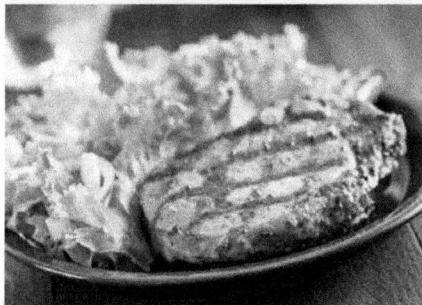

El indicador para un perfecto filete de lomo de cerdo es la textura jugosa. Esto es exactamente lo que obtendrás si cocinas esta receta. Este lomo solo está sazonado con ajo y pimienta para mantener el sabor original de esta carne. Sin embargo, puedes modificarla agregando otros ingredientes, como cebolla, champiñones y nueces bajas en carbohidratos.

Porciones: 2

Tiempo de preparación: 30 minutos

Ingredientes:

- 340 g. de lomo de cerdo
- 1 cdita. de pimienta negra
- 4 cdas. de salsa de coco aminos (de no conseguir, utiliza salsa de soya reducida en sodio)
- 1 cda. de ajo en polvo

Procedimiento:

1. Precaliente un horno a 218°C (425°F) y prepare una bandeja con papel aluminio.
2. Coloque el lomo y espolvoreé la pimienta negra y el ajo sobre la carne.
3. Rocíe la salsa de coco aminos sobre la superficie y horneé por 25 minutos.
4. Una vez listo, retire el lomo del horno y lleve a un recipiente.
5. Sirva y disfrute de forma inmediata.

Caldo de cola de buey con kale

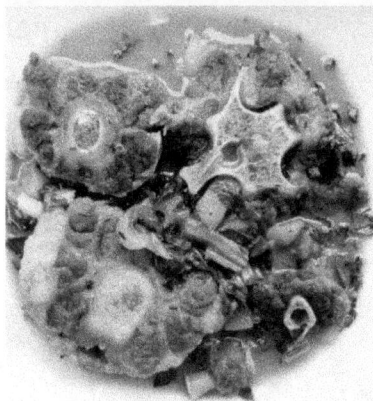

Es mejor disfrutar de este caldo en una noche fría. La mejor manera de reducir grasas innecesarias de esta receta es retirar el agua de primera cocción, y una vez que se cocine el nuevo caldo, sazone como se indica. Disfrútelo bien caliente.

Porciones: 2

Tiempo de preparación: 15 minutos

Ingredientes:

- 450 g de cola de buey cocida
- ½ taza de cebolla picada
- ½ cdita. de pimienta
- ½ cdita. de nuez moscada
- 2 tazas de caldo de carne reducido en sodio
- 2 tazas de kale (col rizada) picado.

Procedimiento:

1. Coloque las colas cocidas en una olla y agregue el caldo de carne.
2. Agregue la nuez moscada, la pimienta y la cebolla. Lleve a hervir.
3. Cuando hierva, agregue el kale y mezcle.
4. Lleve a platos para servir.
5. Disfrute bien caliente.

Pollo sabroso a la parrilla

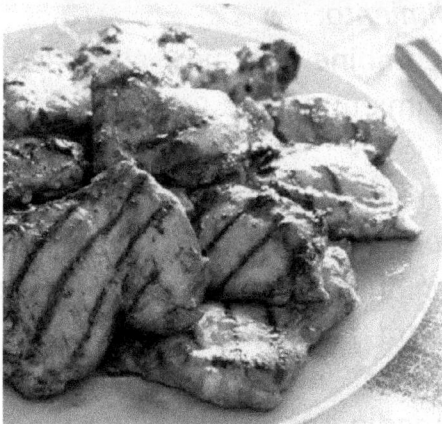

Esta es una receta simple para cocinar pechuga de pollo sin piel. Aunque está cocinado de forma muy sencilla, su sabor es delicioso. La clave para que quede más saludable y a la vez conserve su sabor, es que se mantenga el calor de cocinado a nivel medio. A parte de la cena, es también un buen platillo para el almuerzo. ¡Disfrute!

Porciones: 2

Tiempo de preparación: 40 minutos

Ingredientes:

- 450 g de pollo deshuesado
- 1 cdita. de ajo en polvo
- 1 cdita. de jalapeño cortado en cubos.
- 2 cdas. de aceite de oliva

- ½ cdita. de pimienta negra

Procedimiento:

1. Combine el ajo, el jalapeño, la pimienta negra y el aceite. Revuelva bien.
2. Frote el pollo sobre el jugo preparado y marine por unos 20 minutos. Guarde en el refrigerador para mantenerlo fresco.
3. Precaliente una parrilla a fuego medio y ase el pollo.
4. Una vez listo, coloque en platillos para servir y disfrútelo caliente.

Brochetas de camarones al tomate

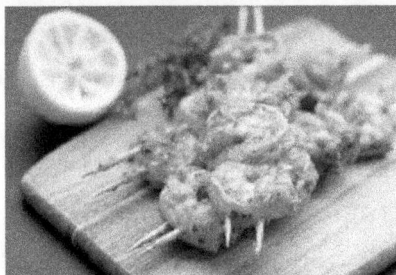

La brocheta es un preparado con muchas variantes, y los ingredientes de esta receta son solo unos ejemplos. Tienes libertad de modificar los ingredientes con otras carnes o vegetales, y no te preocupes, quedará tan delicioso como la receta original. Dale rienda suelta a tu creatividad para hacer combinaciones, ya sea en los sabores o incluso en los colores y presentación. ¡Espero que prepares las brochetas más tentadoras que puedan existir!

Porciones: 2

Tiempo de preparación: 25 minutos

Ingredientes:

- 450 g de camarones
- ½ de jitomate cherry
- ¼ cdita. de curry
- 1 taza de yogurt natural
- 2 cdas. de jugo de limón

- ½ cdita. de pimienta

Procedimiento:

1. Mezcle el yogurt con el curry y el limón.

2. Sazone con pimienta y luego agregue los camarones a la mezcla. Con su mano, comprima los camarones para que penetre bien el jugo.

3. Inserte los camarones y los jitomates y luego colóquelos en un plato.

4. Precaliente una parrilla a fuego medio y ponga a asar las brochetas.

5. Una vez listas, llévelas a platillos para servirse y disfrutar inmediatamente.

Tortitas de atún con salsa de limón

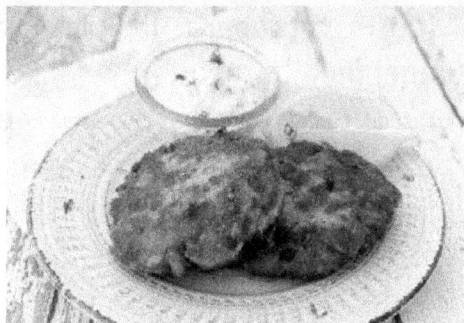

Esta receta, aparte de saludable para tu cuerpo, también lo es para tu bolsillo. Con el limón y la salsa de queso sobre las tortitas, este platillo gana puntos frente a otras comidas. Agrega vegetales finamente picados a la masa para incrementar su contenido nutricional.

Porciones: 2

Tiempo de preparación: 20 minutos

Ingredientes:

- 225 g de filete de atún
- 1 huevo orgánico
- 1 cda. de mantequilla derretida
- 2 cdas. de puerros picados
- 3 cdas. de harina de coco
- ¾ de taza de leche de coco
- ½ taza de queso cheddar rallado.

Procedimiento:

1. Precaliente un horno a 205°C (400°F) y prepare una charola con papel para horneado.
2. Coloque los filetes de atún en un procesador de alimentos, agregue la mantequilla, 2 cdas. de harina de coco y el huevo. Procese hasta que quede suave.
3. Agregue los puerros picados a la mezcla, revuelva, y luego haga pequeñas tortitas. Colóquelas en la charola.
4. Horneé por 15 minutos o hasta que queden bien cocinadas.
5. Ya listas, retire del horno y colóquelas en un recipiente.
6. Por otro lado, vierta la leche de coco en una olla y caliente a fuego lento.
7. Tome una cucharada de la leche y mézclela con la cucharada restante de harina de coco.
8. Regrésela a la olla y luego agregue el queso rallado. Mezcle bien hasta que el queso esté completamente fundido. Esta mezcla será una salsa para acompañar las tortitas.

9. Presente el platillo junto con la salsa y disfrute inmediatamente.

Salmón frito con Pesto verde

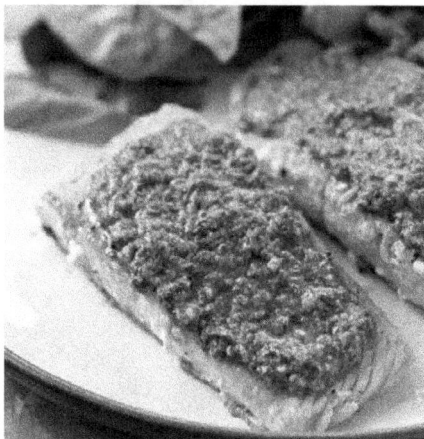

Este platillo es una receta tradicional del sudeste asiático. Freír pescado en ocasiones es complicado, pero si aprendes el secreto, puede también ser muy amigable preparar. Precalienta el aceite a fuego bajo desde el inicio hasta que alcance la temperatura deseada, y justo antes de poner el pescado en la sartén, lleva la temperatura a nivel medio para freír. ¡Suerte con eso!

Porciones: 2

Tiempo de preparación: 20 minutos

Ingredientes:

- 225 g de filete de salmón
- 1 cdita. de jugo de limón
- 1 cdita. de cilantro

- 1 cdita. de ajo en polvo
- Aceite de coco, para freír

Para el pesto:
- ¼ de taza de chile verde
- 3 chalotas (chalotes)

Procedimiento:

1. Rocíe el salmón con jugo de limón, y luego úntelo con el ajo y cilantro.

2. Coloque el salmón sazonado en un recipiente para marinarlo unos 15 minutos. Llévelo al refrigerador durante este proceso.

3. Ya marinado, precaliente una sartén a fuego medio y agregue aceite de coco.

4. Cuando esté caliente el aceite, incorpore el salmón y fríalo hasta que ambos lados estén ligeramente marrón.

5. Por otro lado, ponga el chile verde y los chalotes en un procesado y muela hasta que quede suave.

6. Lleve esta mezcla a un tazón y agregue 1 cdita. de aceite de coco de la sartén. Mezcle bien.

7. Retire el salmón de la sartén y

separe el aceite en exceso.

8. Coloque en platillos para servir con el pesto verde.

9. Disfrútelo caliente.

Aperitivos

Chips de calabacita

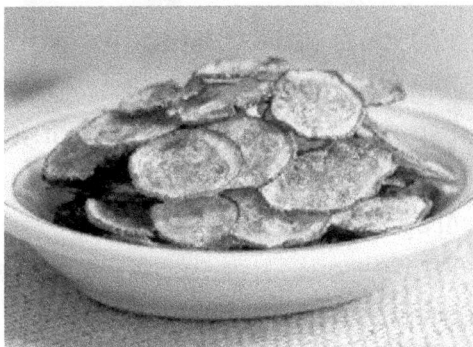

Si buscas chips saludables, ¿Por qué comprar paquetes costosos y con ingredientes extraños en el supermercado?Prepara esta deliciosa receta en casa, que es rica, saludable y además, barata.

Porciones: 2

Tiempo de preparación: 30 minutos

Ingredientes:

- 2 calabacitas (calabacines) medianas
- 1 cda. de aceite de oliva
- 1 cdita. de pimienta

Procedimiento:

1. Precaliente un horno a 204°C y prepare una bandeja para hornear con papel aluminio.

2. Corte las calabacitas en rebanadas delgadas y mézclelas con el aceite de oliva.
3. Coloque las rebanadas sobre el aluminio.
4. Espolvoreé la pimienta y horneé por 25 minutos o hasta que queden crujientes.
5. Retire del horno y lleve a un recipiente para compartir.
6. Disfrute calientes o al ambiente.

Melocotón a la parrilla

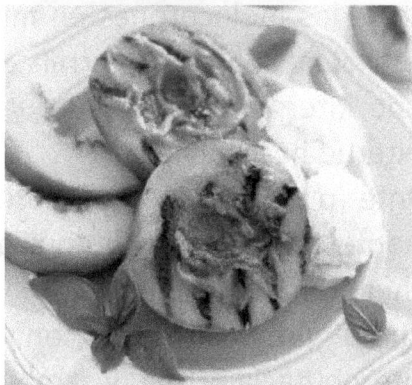

Si nunca has probado los melocotones de esta manera, ahora es el momento de intentarlo. Escoge los melocotones más frescos que encuentres, ¿cómo?, presiónalos un poco y elige los más firmes y que expidan un fragante aroma. Si las frutas están magulladas, mejor no las compres, porque afectarán el resultado final y no será bueno.

Porciones: 2

Tiempo de preparación: 10 minutos

Ingredientes:

- 4 melocotones
- 2 cdas. de mantequilla
- 1 cda. de ralladura de naranja

Procedimiento:

1. Precaliente una parrilla a fuego

medio.

2. Corte los melocotones en mitades y póngalos sobre la parrilla, con el lado interno hacia el calor y el lado externo hacia arriba.

3. Unte (puede ser con una brocha) el lado externo con mantequilla y deje ahí por unos 2 minutos.

4. Ahora gire los frutos con el lado interno hacia arriba, y también unte mantequilla por ese lado.

5. Espolvoreé la ralladura de naranja en la superficie de los melocotones y continúe asando hasta que estén tiernos.

6. Lleve los melocotones a un recipiente para compartir y disfrute de este aperitivo.

Coliflor con queso a la parrilla

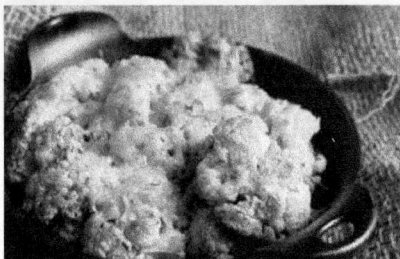

Con el queso que lleva este platillo, lo hace tan delicioso como unas palomitas. Por eso, este bocadillo es una excelente compañía para una tarde de películas, y el que además, es bajo en calorías y muy nutritivo. Consumirlo no te hará ganar peso, incluso aunque lo hagas con cierta frecuencia.

Porciones: 2

Tiempo de preparación: 50 minutos

Ingredientes:

- 2 tazas de racimos de coliflor troceados
- ½ taza de cebolla picada
- 1 cdita. de ajo en polvo
- ¼ taza de aceite de oliva
- ½ cdita. de pimienta negra
- ½ taza de queso parmesano desmoronado

Procedimiento:

1. Precaliente un horno a 218°C

(435°F) y prepare una bandeja con papel para hornear.

2. Coloque la coliflor en un tazón y agregue la cebolla picada y el ajo en polvo.

3. Rocíe con el aceite de oliva y remueva para combinar.

4. Lleve la coliflor a la bandeja para hornear y distribuya uniformemente.

5. Horneé por 40 minutos o hasta que la coliflor esté crujiente.

6. Cuando termine, retire la bandeja del horno y espolvoreé el queso parmesano y pimienta sobre su superficie.

7. Vuelva a hornear por otros 10 minutos y luego lleve a un plato recipiente para servir.

8. ¡Disfrute!

Crujientes de queso

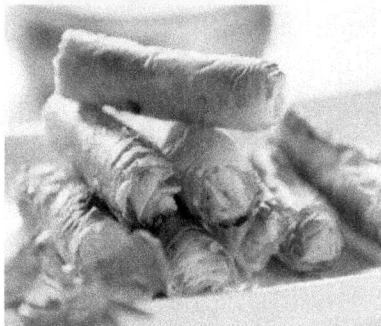

Esta botana puede ser costosa, sin embargo, su sabor puede ser proporcional a su precio. Es amigable para los niños, y es por esta razón que si la sirves en una fiesta de cumpleaños, verás que se acaba en minutos. Crujiente por fuera y con queso fundido dentro, este aperitivo tendrá mucho mejor sabor si lo acompañas con una salsa de tomate casera.

Porciones: 2

Tiempo de preparación: 10 minutos

Ingredientes:

- 450 g. de queso mozzarella
- ¼ de taza de harina de almendras
- 1 taza de agua
- Aceite de oliva, para freír

Procedimiento:

1. Corte el queso en palitos y enróllelos sobre una cama de harina de almendra.
2. Tome los palitos y luego sumérjalos en agua.
3. Regrese a la cama de harina y repita el proceso una vez más.
4. Precaliente una sartén a fuego medio y vierta aceite de oliva.
5. Cuando esté caliente, ponga los palitos y fríalos hasta que adquieran un color ligeramente dorado.
6. Retire los palitos de la sartén y aparte el aceite en exceso.
7. Coloque en un recipiente para servir y disfrute de esta deliciosa botana.

Preparado de aguacate y canela

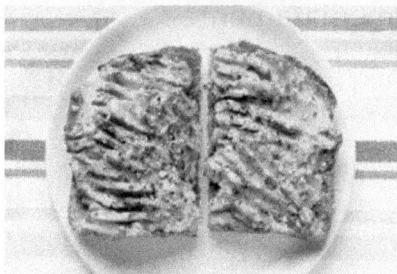

Una receta muy simple, y absolutamente saludable. El aguacate es el mejor fruto en la dieta baja en carbohidratos, ya que contiene grasas buenas que te ayudarán en el método de esta dieta. La textura suave y cremosa de este preparado, junto con el dulzor del aguacate, hará que no dejes de comer este bondadoso fruto.

Porciones: 2

Tiempo de preparación: 5 minutos

Ingredientes:

- 2 aguacates maduros
- 1 cdita. de canela

Procedimiento:

1. Corte los aguacates en mitad y retire la semilla.

2. Utilizando una cuchara, retire la pulpa y luego macháquela hasta hacer un puré.

3. Espolvoreé la canela y disfrútelo inmediatamente.

Ensalada de frutas con chile

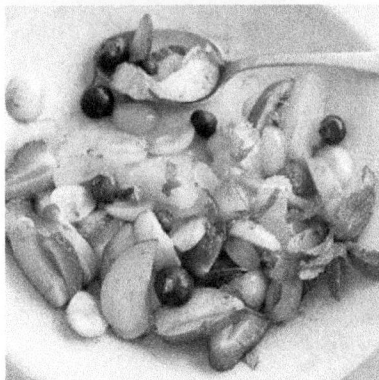

Esta ensalada tiene un aderezo único; sabe dulce, ácida y picante al mismo tiempo. Puedes sustituir las frutas por todo tipo de las que tengas en temporada. Eso sí, escoge las que tengan una textura firme. Prepara y disfruta de esta ensalada en una tarde calurosa. Es mejor que las frutas hayan estado refrigeradas antes de su preparación.

Porciones: 2

Tiempo de preparación: 5 minutos

Ingredientes:

- ½ taza de manzana picada
- ½ taza de mango picado
- ½ taza de pepino picado
- ½ taza de piña picada
- ¼ taza de jugo de naranja sin azúcar

- ½ cdita. de tamarindo
- 1 cdita de chile picado

Procedimiento:

1. Coloque todas las frutas en un tazón para ensalada.
2. Combine el jugo de naranja con el tamarindo y el chile. Mézclelos bien.
3. Vierta la mezcla sobre las frutas y revuelva.
4. Sirva en el momento o guarde en el refrigerador si va a consumirlo más tarde.

CONCLUSIÓN

¡Felicidades!

Has llegado a la última página de este libro. Espero que te haya ayudado a entender el método de la Dieta Baja en Carbohidratos.

Lograr un consumo tan bajo de carbohidratos puede ser difícil al comienzo. Pero no debes preocuparte, con un poco de disciplina tu cuerpo se adaptará fácilmente al nuevo hábito en poco tiempo.

Sigue los consejos para iniciar la Dieta Baja en Carbohidratos para tu vida diaria y prueba con las recetas que aquí te sugerimos. Recuerda siempre hacer ejercicio regular para complementar este método y tener mejores resultados.

Recuerda, el principal punto de este método es alcanzar las metas, no cuánto te lleva alcanzarlas. Sé disciplinado para mantenerte en el camino de esta dieta y consigue tu mejor versión.

Un último mensaje: ¡únanse a la dieta y alcancen una mejor salud!

Parte 2

Introducción

La dieta baja en carbohidratos es una de las más probadas y efectivas para bajar de peso. Como usted probablemente asumió, la dieta baja en carbohidratos se basa en consumir alimentos que son bajos en éstos. No obstante, puede ser difícil saber exactamente cuáles son los alimentos ideales para lograr esta meta. A continuación, se presentan algunos consejos útiles para cualquier persona que quiera seguir este plan alimenticio.

Consejos útiles para dietas bajas en carbohidratos:

- Incluya verduras y carnes magras (pescado y pollo) en su dieta. La mayoría de las verduras y carnes contienen bajas cantidades de carbohidratos y pueden controlar su apetito.

- Evite los alimentos con almidón como la pasta, las papas y el arroz. Estos alimentos tienen altas cantidades de carbohidratos.

- Limítese a beber agua, la mayoría de otras bebidas como los jugos pueden incluir azúcares de los que tal vez usted no sea consciente.

Este libro de cocina baja en carbohidratos tiene una amplia gama de recetas para principiantes que podrá disfrutar. Estas recetas le ayudarán a evitar los carbohidratos, ¡Y además saben muy bien!

Capítulo 1 - Recetas para un desayuno bajo en carbohidratos

Muffins de jamón con huevo y espinacas

Ingredientes

5 Huevos Grandes

4 claras de huevo

3/4 taza de queso rallado

Jamón extra magro, 4 oz (113 gr.) picado

1/4 de cebolla, picada

1 taza de espinacas

Aceite de oliva para engrasar la sartén y moldes para los muffins.

Instrucciones

Precaliente el horno a 350 ºF (176 ºC). Engrase los moldes para muffins y déjelos a un lado.

Engrase ligeramente la sartén. Saltee el jamón y la cebolla hasta que la cebolla esté translúcida.

Agregue las espinacas hasta que se doren. Bata los huevos y las claras de huevo.

Agregue la mezcla de jamón al recipiente de huevos y revuelva. Llene los moldes de muffins 2/3 con la mezcla de huevo.

Espolvoree el queso sobre cada muffin.

Carbohidratos totales: 1 g por muffin

Sartén para el desayuno

Ingredientes

1/2 cucharada de aceite de oliva

1/8 taza de pimiento verde picado

1/8 taza de pimiento rojo picado

1/4 taza de cebolla picada

1/8 cucharada de ajo en polvo

3 rebanadas de tocino de pavo, cortado en trozos de 1/2

3 claras de huevo

1/4 taza de queso mozzarella parcialmente descremado

pimienta al gusto

Instrucciones

Caliente el aceite en una sartén. Agregue los pimientos, las cebollas, el ajo en polvo y el tocino.

Cocine hasta que los vegetales estén tiernos y el tocino esté dorado.

Agregue las claras de huevo y revuelva constantemente hasta que los huevos estén bien cocidos.

Espolvoree el queso por encima y mezcle

hasta que se derrita. Agregue pimienta al gusto.

Carbohidratos totales: 6g por porción

Cazuela para el desayuno

Ingredientes

6 huevos

1 lata de tomates

1 libra (450 gr.) de salchicha de desayuno

1 taza de leche descremada

1 taza de queso Colby o Monterey Jack rallado

1 pizca de sal y pimienta

Instrucciones

Bata los huevos, la leche, una pizca de sal y pimienta y colóquelos a un lado. Dorar la salchicha, la cebolla y los tomates escurridos en una sartén.

En una cacerola de vidrio de 8 x 12, coloque la salchicha en el fondo, cúbrala con huevos, espolvoree 1 taza de queso rallado en la parte superior.

Hornear durante 30-45 minutos.

Carbohidratos totales: 5g por porción

Cazuela picante para el desayuno

Ingredientes

1 libra de salchicha de desayuno - regular, dorada

1 Cebolla dulce mediana

1 pimiento rojo grande

1 lata pequeña de chiles verdes

2 tazas de queso cheddar picante

6 Huevos

1 taza de Bisquick (sólo mezcla seca)

2 tazas de leche

Salsa Tabasco (al gusto)

Sal y pimienta (al gusto)

Instrucciones

Dorar la salchicha en una sartén. Cuando la salchicha esté casi lista, agregue la cebolla y el pimiento rojo cortados en cubitos para que se salteen rápidamente.

En un recipiente, revuelva los huevos y añada lentamente el Bisquick y la leche. También agregue la salsa Tabasco, la sal y la pimienta al gusto.

Coloque una capa de queso y chiles verdes en el fondo de una bandeja para hornear de vidrio engrasado.

Agregue la salchicha, la cebolla y la mezcla de pimienta a la parte superior.

Luego vierta el huevo, la leche y la mezcla

Bisquick sobre todo el contenido del plato.

Hornee a 350 durante 30-45 minutos.

Carbohidratos totales: 11g

Muffins de pavo

Ingredientes

1libra(450 gr.)de pavo molido

1 tallo de apio, picado

1/3de taza de cebolla o chalotes, picados,
1 ½ onzas(42 gr)

2 onzas (56 gr.) de queso cheddar rallado

2 huevos

1/4 de taza de crema espesa

1/4 de cucharadita de pimienta

1/4 de cucharadita de condimento de
pollo

Instrucciones

Dore el pavo con el apio, la cebolla y un
poco de sal y pimienta hasta que el apio
esté blando; escurra la grasa.

Bata los huevos, la crema, la pimienta y el
condimento de pollo. Divida el pavo en 6
tazas para muffins bien engrasadas.

Cubra con el queso y, a continuación,
vierta la mezcla de huevo uniformemente
sobre cada uno de ellos.

Hornear a 350º F (176 ºC) por 20/25

minutos, hasta que estén suaves y ligeramente dorados.

Carbohidratos totales: 1 g por muffin.

Wrap bajo en carbohidratos para el desayuno

Ingredientes

1 huevo grande, revuelto

1 rebanada de queso americano

1 rebanada de jamón magro

1 wrap de tortilla

Instrucciones

Rocíe el tazón con Pam (aerosol para cocinar); agregue el huevo y revuelva con un tenedor; cocine en el microondas por 30 segundos a fuego alto.

Ponga el jamón y el queso encima y cocine en el microondas otros 30 segundos.

Ponga huevo, jamón y queso en la tortilla y envuélvala.

Carbohidratos totales: 8 g

Muffins de queso y salchichas para el desayuno

Rinde 24 muffins

Ingredientes
2 taza de queso rallado

1 libra de salchicha a granel

16 huevos

Instrucciones

Dore la salchicha y escúrrala bien.

Mezcle salchichas, queso, huevos.

Vierta en moldes para muffins rociados con el aerosol de cocina.

Hornee a 350ºF (176 ºC) durante aproximadamente 30 minutos hasta que esté listo.

Carbohidratos totales: 1 g por muffin

Cazuela de desayuno de salchicha de pavo

Ingredientes

Salchicha de pavo, 5 hamburguesas grandes

1/2 taza de cebolla blanca, picada

1 pimiento rojo picado

12 huevos grandes

1/2 taza de agua

Condimentos de su elección

Instrucciones

En una sartén grande y profunda, dorar la salchicha de pavo, partiéndola en trozos pequeños.

Retire a una toalla de papel dejando la grasa de pavo en la sartén. Si no hay grasa, entonces use aerosol de cocina para engrasar el recipiente.

A fuego medio, saltee la cebolla y los pimientos hasta que las cebollas empiecen a dorarse y los pimientos se estén ablandando - aproximadamente 5 minutos.

Bata bien los huevos, el agua y los

condimentos de su elección.

Vierta sobre las cebollas y los pimientos. Agregue la salchicha y distribúyala uniformemente.

Tape y deje cocinar a fuego lento 10-15 minutos o hasta que los huevos estén listos.

Capítulo 2 - Recetas bajas en carbohidratos

Sopa de coliflor y queso cheddar

Ingredientes

3 cucharadas de mantequilla

1/2 cebolla mediana, picada

1 lata de sopa, crema de pollo

1 lata de caldo de pollo

1 cabeza de coliflor, cortada en pequeños ramilletes

1 cucharada de condimento de su elección

1 taza de crema de cacao

1 taza de queso cheddar, rallado

Instrucciones

Saltee las cebollas en mantequilla hasta que estén transparentes. Agregue la sopa y el caldo, luego agregue la coliflor y el condimento. Dejar cocer hasta que la coliflor esté blanda, aprox. 20 minutos.

Quitar la olla del fuego.

Utilizando una batidora, bata hasta que la coliflor se mezcle bien y la sopa se vuelva cremosa. Agregue la crema, el queso y la sal/pimienta al gusto.

Vuelva a calentar a fuego lento hasta que se caliente.

Carbohidratos totales: 12.1 g

Quiche de hongos

Ingredientes

6 huevos

1 taza de crema espesa

½ cucharadita de sal

8 onzas (226 gr.) de hongos frescos, cortados en rodajas *

Mantequilla, para freír los hongos

8 onzas (226 gr.) de queso suizo, rallado

Instrucciones

Bata los huevos, luego agregue la crema y la sal. Saltee los hongos en mantequilla hasta que estén suaves. Distribuya el queso en el fondo de un plato grande de cristal engrasado y cubra con los champiñones.

Vierta la mezcla de huevo uniformemente sobre los hongos.

Hornee a 350º F (176 ºC) durante 25-35 minutos, hasta que un cuchillo insertado en el centro salga limpio.

Deje reposar 5 minutos antes de cortar.

Carbohidratos totales: 4g por porción

Sopa de calabaza y salchicha

Ingredientes

16 oz. (450 gr.) de salchicha estilo campestre

1 cebolla pequeña, picada

1 diente de ajo, picado

1 cucharada de condimento italiano

1 taza de hongos frescos, picados

1 lata (15 oz./425 gr.) de calabaza

5 tazas de caldo de pollo

½taza de crema espesa

½taza de crema agria

½taza de agua

Instrucciones

A fuego medio, cocer la salchicha rompiéndola en trozos pequeños. Drene la grasa. Agregue la cebolla, el ajo, el aderezo italiano y los hongos, y cocine y revuelva hasta que los vegetales estén tiernos.

Agregue la calabaza enlatada y el caldo, revolviendo para mezclar bien.

Cocine a fuego lento de 20 a 30 minutos. Retire del fuego y agregue la crema espesa, la crema agria y el agua.

Sirva caliente.

Sopa cremosa de champiñones

Ingredientes

1 taza de agua

1 libra (450 gr.) de hongos, limpios y cortados en rodajas

1 cucharada de aceite de oliva

1/4 taza de crema espesa

1/4 taza de queso parmesano rallado

Una pizca de pimienta negra

Instrucciones

Ponga a hervir el agua en una sartén para saltear con tapa, agregue los hongos y hierva lentamente de 4 a 5 minutos.

Escurrir y mezclar en una licuadora, añadiendo aceite de oliva y crema.

Vacíe en un tazón y agregue el queso y la pimienta al gusto.

Carbohidratos totales: 2.9 g por porción

Quiche mexicano picante

Ingredientes

4 onzas (113 gr.) de queso cheddar rallado

8 onzas (226 gr.) de queso Monterey Jack, rallado

Lata de 4 onzas de chiles verdes picados

3-4 huevos

1 taza de crema espesa

1/4 cucharadita de sal

1/8 cucharadita de pimienta

Instrucciones

Poner los quesos en un molde engrasado de 9-10". Distribuya los chiles uniformemente sobre el queso.

En un recipiente mediano, bata los huevos, la crema y los condimentos; vierta uniformemente sobre el queso y los chiles.

Hornee a 350º (176 ºC) durante 35-40 minutos, o hasta que un cuchillo insertado en el centro salga limpio y la parte superior esté dorada.

Deje reposar 15 minutos antes de cortar.

Carbohidratos totales: 3g por porción

Sopa de coliflor y zanahoria

Ingredientes

4 tazas de caldo de pollo

2 tazas de coliflor, picada

2 zanahorias medianas ralladas

3 cucharaditas de salsa picante

Instrucciones

Caliente el caldo hasta que hierva, añadir la coliflor, las zanahorias y la salsa picante.

Cocine a fuego lento durante 15 minutos.

Use una licuadora para mezclar la sopa hasta obtener una consistencia cremosa.

Agregue pimienta negra al gusto.

Carbohidratos totales: 9.0 g por porción

Sartén de pollo

Ingredientes

½ coliflor fresca mediana, rallada, 16 onzas (450 gr.)

1 libra (450 gr.) de pollo o pavo molido

1 cebolla mediana, picada, 4 onzas (113 gr.)

1 diente de ajo, picado

2 cucharadas de jugo de limón, jugo de 1 limón

1 ½ cucharaditas de comino

1 cucharadita de salsa tabasco

Lata de 10 onzas (280 gr.) de tomates con chiles verdes, escurridos

½ taza de frijoles de soya negros en lata, escurridos *

1 cucharadita de sal

Pimienta, al gusto

½ taza de cilantro fresco, picado

1 aguacate, cortado en cubos

Instrucciones

Poner la coliflor rallada en una cazuela para microondas. Agregue 2 cucharadas de agua, tape y cocine en el microondas a temperatura ALTA durante 7 minutos, revolviendo después de unos 3 minutos.

Retire del microondas y deje reposar tapado por 5 minutos; deje a un lado.

Mientras tanto, en una sartén de 12 pulgadas, dorar el pollo, las cebollas y el ajo hasta que el pollo esté listo y las cebollas estén suaves.

Agregue el jugo de limón, el comino y la salsa Tabasco. Añada los tomates y los frijoles de soja negros. Incorporar la coliflor y sazonar con sal y pimienta.

Cocine a fuego lento unos minutos para calentar y luego agregue el cilantro.

Cubra cada porción con un poco de aguacate cortado en cubos.

Carbohidratos totales: 7g por porción

Sopa de pollo baja en carbohidratos

Ingredientes

16 oz (450 gr.) de caldo de pollo

3 oz (85 gr.) Pechuga de pollo

1 cucharadita de condimento para carnes de ave

¼ cucharadita de ajo en polvo

1 cucharada de mantequilla

Instrucciones

Hierva el caldo a fuego lento, añada el pollo y los condimentos, y deje hervir por 2 minutos.

Reduzca a bajo y añada mantequilla. Apague el fuego y deje reposar por 2 minutos.

Servir caliente.

Carbohidratos totales: 2.5 g por porción

Salteado de pollo

Ingredientes

2 pechugas de pollo deshuesadas, cortadas en tiras

1 cucharadita de sal sazonadora picante

1 pimiento rojo grande, cortado en tiras, 6 onzas (170 gr.)

1 cebolla pequeña, en rodajas, 2 ½ onzas (70 gr.)

1 diente de ajo, picado

Aceite y mantequilla

Sal y pimienta, al gusto

Instrucciones

Ponga el pollo crudo en un recipiente pequeño y mezcle con el condimento para cubrirlo.

Caliente el aceite y la mantequilla en una sartén grande a fuego medio-alto. Saltee el pollo, los pimientos, la cebolla y el ajo hasta que el pollo esté bien cocido y los pimientos estén crujientes.

Sazone con sal y pimienta.

Carbohidratos totales: 4g por porción

159

Sopa cremosa de pavo y champiñones de cocción lenta

Ingredientes

3 tazas de caldo de pollo

32 oz (900 gr.) de leche de almendras

16 oz (450 gr.) de queso crema

1 taza de hongos

16 oz (450 gr.)de carne de pavo

1 ½ tazas de coliflor, picada

1 cucharada de sal

1 cucharadita de pimienta negra

1 cucharada de cebolla, picada

Instrucciones

Ponga todos los ingredientes en una olla de cocción lenta y cocine a fuego lento durante 3 horas.

Carbohidratos totales: 7.8 g por porción

Sopa de boda italiana en olla de cocción lenta

Ingredientes
Albóndigas

1 lbs. (450 grs.) de carne molida magra

1 huevo, ligeramente batido

1/4 de taza de perejil fresco, picado

2 cucharaditas de orégano

1 cucharada de albahaca

1/2 cucharadita de sal

1/2 cucharadita de pimienta

1/4 de taza taza de queso parmesano rallado

Sopa

6 tazas de caldo de pollo

1 taza de pechugas de pollo cocidas sin hueso, desmenuzadas

1/2 taza de zanahorias, finamente picadas

1/2 taza de cebolla, finamente picada

1/2 taza de apio, finamente picado

2 tazas de espinacas (congeladas o frescas), cortadas en trozos pequeños

2 hojas de laurel

1 1/2 cucharadita de ajo en polvo

1/4 cucharadita de pimienta

Instrucciones

Albóndigas

Precalentar el horno a 350ºF (176 ºC)

Mezcle todos los ingredientes en un tazón grande

Forme bolas muy pequeñas, aproximadamente 90 por 1 lbs de carne molida. Colóquelo en una bandejaantiadherente para hornear galletas.

Hornee de 10 a 15 minutos. Las albóndigas deben estar doradas por fuera, pero todavía blandas.

Retire del horno y escurra en una toalla de papel si es necesario.

Sopa

Coloque todos los ingredientes, excepto las espinacas, en la olla junto con las albóndigas.

Cocine en alto durante 4-6 horas o bajo

durante 8-10 horas. Añadir espinacas durante la última hora.

Retire las hojas de laurel.

Carbohidratos totales: 9.5 g

Curry de pavo

Ingredientes

1 libra (450 gr.) de pavo molido

1 cebolla pequeña, picada, 2 ½ onzas (70 gr.)

1 cucharada de curry en polvo

1 tomate grande, picado en trozos grandes

1/4 taza de perejil fresco, finamente picado

1 taza de queso yogurt

1 cucharadita de jugo de limón

Sal y pimienta, al gusto

Instrucciones

En una sartén grande, dorar el pavo con la cebolla, el curry en polvo y un poco de sal y pimienta; escurrir el exceso de grasa.

Añadir el tomate y el perejil y calentar bien. Retire del fuego y agregue el queso yogurt y el jugo de limón; no cocine más o el yogur se cuajará.

Sazone con sal y pimienta.

Carbohidratos totales: 6g por porción

Capítulo 3 - Recetas bajas en carbohidratos

Sopa de pollo y chile verde

Ingredientes

2 ½ libras(1.1 kg)de pollo cocido, cortado en cubos

1 cebolla grande, picada

11 onzas (311 gr.) de chiles verdes picados

1 cucharada de aceite de coco

3 dientes de ajo, picados

sal y pimienta al gusto

2 latas de sopa de pollo y champiñones

3 tazas de caldo de pollo

1 taza de crema agria

2 tazas de queso cheddar

Instrucciones

Hierva el pollo en agua, escúrralo, córtelo en trozos y déjelo a un lado.

En la misma olla saltee las cebollas en aceite de coco hasta que estén transparentes. Agregue los chiles verdes y el ajo y vierta el caldo de pollo, sazone al gusto.

Bata el contenido de las latas de sopa y la crema agria en una olla hasta que estén completamente mezcladas. Cuidadosamente agregue el pollo a la olla.

Deje hervir a fuego lento y vuelva a poner a temperatura ambiente. Antes de servir, añada el queso y déjelo reposar durante 5 minutos hasta que éste se derrita por completo.

Carbohidratos totales: 7g por porción

Sartén de pavo para cenar

Ingredientes

20 onzas (560 gr.) de pavo o pollo molido

1 cebolla pequeña, cortada en cubitos

1 tallo de apio, cortado en dados

1/2 libra (226 gr.) de hongos frescos, cortados en rodajas

12 onzas (340 gr.) de flores de brócoli, cocidas

Sal y pimienta, al gusto

Una pizca de curry en polvo

1/4 cucharadita de goma xantana

1/4 taza de caldo de pollo

1/4 taza de crema espesa

4 onzas (113 gr.) de queso cheddar rallado

Instrucciones

En una sartén o un wok grande, dore la carne con la cebolla, el apio y los champiñones hasta que el apio esté suave. Drene la grasa.

Agregue la sal, la pimienta y el polvo de curry. Espolvoree la goma de mascar xantana sobre todo y revuelva rápidamente.

Agregue el caldo y la crema y cocine a fuego lento. Cocine y revuelva uno o dos minutos hasta que la salsa haya espesado.

Añada el brócoli y caliente bien.

Agregue los condimentos, añada el queso y mezcle para derretirlo.

Carbohidratos totales: 6g por porción

Chuletas de cerdo glaseadas

Ingredientes

4 chuletas de cerdo, con o sin hueso

2 cucharadas de aceite

½ taza de vinagre de sidra

3 cucharadas de Splenda granular

1 cucharadita de salsa de soja

2 ½ onzas (70 gr.) de cebolla, rebanada fina, 1 pequeña

Instrucciones

Dore las chuletas de cerdo por ambos lados en aceite caliente en una sartén grande con tapa. Mezcle el vinagre, el Splenda y la salsa de soja; vierta sobre las chuletas.

Esparcir las cebollas por encima. Tape y cocine a fuego lento, volteando ocasionalmente, 45 minutos o hasta que la salsa en la sartén esté casi evaporada.

Destape la sartén durante los últimos 5-10 minutos si es necesario.

Coloque las cebollas sobre cada chuleta de cerdo para servir.

Carbohidratos totales: 4 g por chuleta de cerdo

Sopa de espárragos

Ingredientes

1 lata de espárragos cortados en lanzas

1/2 taza de crema espesa

1 taza de caldo de pollo

1/2 taza de cebolla picada

3 cucharadas de mantequilla

sal y pimienta

Queso parmesano rallado

Instrucciones

En un procesador de alimentos haga un puré con la lata de espárragos hasta que estén espesos, déjelos a un lado.

En una sartén a fuego lento, derrita la mantequilla y sofría la cebolla picada hasta que esté suave, de 5 a 7 minutos.

Añadir la cebolla cocida a la mezcla de espárragos y triturar de nuevo.

Agregue esta mezcla de cebolla y espárragos a una cacerola y caliente, no hierva.

A su mezcla agregue 1 taza de caldo de pollo, y ½ taza de crema espesa.

Continúe calentando a fuego lento durante unos 8 minutos, hasta que esté muy caliente, pero no hierva.

Agregue sal y pimienta.

Sirva la sopa caliente con 1 cucharadita de queso parmesano espolvoreado encima.

Carbohidratos totales: 4g por porción

Sopa de brócoli y queso

Ingredientes

2 tazas de brócoli cocido

4 onzas (113 gr.) de queso crema

3/4 taza de crema espesa

2 tazas de agua

2 paquetes de caldo de pollo

3/4 taza de queso cheddar, rallado

pimienta al gusto

Instrucciones

Mezcle el brócoli cocido, el queso crema, la crema espesa y 3/4 de taza de agua en el procesador de alimentos. Mezcle hasta que esté suave.

Transfiera la mezcla a la olla, agregue el caldo, la pimienta y el resto del agua,es decir, 1 ¼ taza.

Cocine a fuego lento a fuego medio. Agregue el queso cheddar y revuelva hasta que se derrita.

Carbohidratos totales: 4g por porción

Sopa cremosa de aguacate

Ingredientes

parte blanca de 2 cebollas verdes, picadas

1 tallo de apio, picado

1 cucharada de mantequilla

1 cucharada de aceite de oliva

1 taza de caldo de pollo

1 taza de agua

1 aguacate maduro

1/3 taza de crema espesa

1 cucharadita de curry en polvo

sal y pimienta, perejil al gusto

Instrucciones

Picar la parte blanca de las dos cebollas verdes y el apio.

Saltear en mantequilla y aceite de oliva

Agregue el caldo de pollo y el agua, lleve al punto de ebullición.

Agregue la crema y el curry. Triturar o licuar con aguacate pelado, sal y pimienta.

Adorne con un poco de perejil, fresco o seco. Sirva caliente o frío.

Sopa de pollo y repollo picante

Ingredientes

Repollo fresco, 1 cabeza, picado en trozos del tamaño de un bocado

1 lata de espinacas

Apio, crudo, 3 tallos, grande

Cebollas crudas, 3 medianas

Habichuelas verdes, congeladas, 3 tazas

Caldo de pollo 1 lata

Pechuga de pollo, sin piel,3 pechugas

4 cucharadas de ajo picado

6 cucharadas de sal con ajo

Agua del grifo, 6 tazas

Pimienta, negra, 4 cucharadas

2 cucharaditas de condimento italiano

Garbanzos 2 latas

Zanahorias crudas, 2 tazas, picadas

Aceite de oliva, 6 cucharadas

Instrucciones

Pique la cabeza de col en trozos del tamaño de un bocado y déjela a un lado. Pique las cebollas en trozos del tamaño de un bocado y dórelas en una olla sopera grande con aceite de oliva a fuego alto hasta que estén doradas.

Añada el ajo picado y deje dorar con las cebollas durante 1 minuto.

Agregue el repollo picado y revuelva con la mezcla de cebollas y ajo durante 5 minutos.

Agregue el agua, el caldo, las hierbas, las especias y todas las demás verduras y hierva.

Corte la pechuga de pollo cruda en pedacitos pequeños, mezcle y baje el fuego para que hierva a fuego lento durante 2 horas o hasta que el pollo esté cocido.

Carbohidratos totales: 13 g

Cazuela de atún con ejotes

Ingredientes

1 cebolla pequeña, picada, 2 ½ onzas (70 gr.)

2 tallos de apio, finamente picados

2 cucharadas de mantequilla

2 latas de 14 onzas (396 gr.) de ejotes verdes cortados a la francesa, bien escurridos

Lata de 4 onzas (113 gr.) de hongos, bien escurridos

1/4 taza de mayonesa

1/4 cucharadita de sal

1/2 cucharadita de pimienta

1/8 cucharadita de ajo en polvo

8 onzas de queso cheddar rallado

2 latas de 6 onzas (226 gr.) de atún, bien escurridas

Instrucciones

Sofreír la cebolla y el apio en la mantequilla hasta que estén muy suaves y un poco dorados, unos 20 minutos.

Combine todos los ingredientes en una

cacerola engrasada de 1 ½ cuartos o en un plato para hornear de 8x8".

Hornee a 350ºF (176 ºC), sin tapar, 30 minutos o hasta que esté bien dorado y burbujeante.

Carbohidratos totales: 4 g

Sopa cremosa sudoeste

Ingredientes

10 empanadas de soja, desmenuzadas

1 lata de 28 onzas (793 gr.) de tomates guisados (con jugo)

1 cebolla mediana

2 dientes de ajo

3 tazas de agua

2 cucharaditas de caldo de verduras bouillon

1/2 taza de mitad y mitad de crema

12 cucharadas de queso crema ligero

1 cucharada de comino

1 cucharadita de chile en polvo

Instrucciones

Freír las empanadas, las cebollas y el ajo hasta que las cebollas estén blandas.

Añada el resto de los ingredientes, excepto la crema y el queso crema, deje hervir y cocine a fuego lento durante 20 minutos.

Agregue el queso crema y la crema, y caliente, pero sin hervir.

Carbohidratos totales: 14 g

Vea esta sorprendente oferta.